SHODENSHA
SHINSHO

ブレインテックの衝撃

——脳×テクノロジーの最前線

小林雅一

祥伝社新書

はじめに

人の心は読めるだろうか？

目の前にいる人の表情や仕草などから、その人の心理状態を推察することなら、恐らく誰もが、ほぼ無意識のうちに行なっているが、ここではそういう意味ではない。

人間の脳を科学的に測定することによって、その人が今、何を感じ、何を考えているかを読み取ることはできるか？

ある人が貴方《あなた》を好きか嫌いかを、その人の脳から読み取ることは可能か？

それが冒頭の質問の意味だ。

今のところ、明確な答えはないようだ。が、恐らく近い将来それを可能にする技術の開発が今、急ピッチで進められている。

それは「BMI（ブレイン・マシン・インタフェース）」と呼ばれるテクノロジーだ。文字通りコンピュータをはじめ各種マシン（機械）を「私たちの脳」と接続し、双方の間で直接情報をやり取りする技術である。

いきなりそんなことを言われても、にわかには信じられないという方も多いだろう。

実はＢＭＩの基礎研究は今から50年以上も前に始まり、世界各国の大学などを中心に地道に研究開発が進められてきた。それは脳科学の分野では長らく傍流に位置し、なかなか日の目を見ることがなかった。

ところが最近になって、世界的に著名な起業家であるイーロン・マスク氏や巨大ＩＴ企業のフェイスブックなどが、この分野に参入することにより、ＢＭＩは突如ビジネスとして脚光を浴びることになった。そこには今、中東の投資会社やグーグル傘下のベンチャーキャピタルからも巨額の開発資金が流れ込むなど、潜在的な市場規模の大きさを窺わせる。

ＢＭＩはその実現の仕方によって幾《いく》つか異なる種類がある。

中でもマスク氏らが数年前、米国に設立したニューラリンク社は、脳に半導体チップなどからなる小型装置を埋め込むことで外部マシンとの接続を可能にするなど、かなり過激な方式のＢＭＩを開発している。このためには、脳にメスを入れる特殊な手術が必要になることは言うまでもない。

一体何のために、そんな危険を冒してまでＢＭＩを実現するのだろうか？

当面、最大の目標は、さまざまな病気や怪我などで身体の麻痺《まひ》した人たちに、新たなリハビリの手段を提供することだ。

ニューラリンクや同社と競合するスタートアップ企業などは、BMIによって肢体《したい》麻痺の患者らがロボット義肢やパソコンを自在に操作して日常の用を足したり、いずれは麻痺した手足を再び動かして自由に歩き、普通に生活や仕事ができるようになることを目指している。

が、これら勢いのある新興企業の野望はそれに止《とど》まらない。一般の健常者が脳からパソコンやスマートフォンに直接情報を入力できるようなBMI技術も目指しているのだ。この動機について、ニューラリンクの最高経営責任者マスク氏は次のように語っている。

「私たちが日頃、自分の指でスマホに情報を入力するスピードはイライラする程《ほど》に遅い」

このようなやり方に代わって私たちが脳から直接情報を入力できるようになれば、スマホの操作速度、ひいてはそれに象徴される社会の生産性などが飛躍的に向上するというわけだ。

こうした奇抜な発想の背景には、昨今、進境著《いちじる》しいAI（人工知能）の存在がある。

マスク氏は以前から「AIが今のペースで進化を続ければ、いずれ我々人類は完全に取り残されてしまうだろう」との危機感をしばしば口にしていた。

このような考えは、現代社会のさまざまな職域で「私たちの仕事が近い将来、AIやロボットに奪われてしまう」という雇用不安と重なるところがある。

恐らく、この問題に対する最も妥当かつ穏当《おんとう》な解決策は「教育」であろう。

産業革命以降の近代史を振り返れば、新たな技術の登場によって確かに奪われる職種もあれば、新たに生まれる職種もある。

従って真の問題は、AIやロボットによって仕事が奪われる職域から、新たに生まれる職域へと大量の人員をスムーズにシフトさせることができるかどうかにある。

そのためには、それを促《うなが》す職業教育が重要な役割を果たすことは言うまでもない。

しかし残念ながら、人間の教育には時間がかかる。また頭脳・肉体労働を問わず、私たちがどれほど真剣に学ぼうとも、以前の職種とは余りにも駆け離れた職業に転職することは土台無理というものであろう。

つまり教育には本質的な限界がある。そこで出て来た新たな解決策がBMIなのだ。

私たちがコツコツと時間をかけて教室や実地で学ぶよりも、「いっそ私たちの脳をコンピュータやインターネットに直結させて、新しい職業に必要となる技能や知識を脳に直接ダウンロードしてしまえ」というわけだ。こうするほうが余程手っ取り早いし、コストもかからない。

恐らくマスク氏が当面の目標に掲《かか》げる「脳からスマホへの直接入力」は、そうした革命的な最終目標を達成するための第一歩に過ぎない。が、いくら深刻なＡＩの脅威に立ち向かうためとはいえ、私たちのような一般人が、わざわざ脳にメスを入れてまでＢＭＩを必要とするだろうか？

これは誰もが抱く疑念であろう。そもそも脳を切り開いて、そこに半導体チップのような異物を埋め込む方式のＢＭＩは生理的に受け入れられない――このように感じる人たちも少なくないはずだ。いや、むしろそちらのほうが社会の大勢を占《し》めるかもしれない。

そこでフェイスブックは手術を必要としないＢＭＩの開発に乗り出した。

脳に特殊な装置を埋め込む代わりに、専用のヘルメットや眼鏡型のウエアラブル端末を頭に被《かぶ》ることによって、脳からパソコンやスマホなどＩＴ端末を直接操作できるというのだ。手始めに、脳から念じるだけで毎分１００単語（約５００文字）ものテキスト情報をスマホに入力する技術を実現しようとした。

因《ちな》みにアルファベット文字を使う欧米では、人々が普段、指を使ってスマホにテキスト入力するスピードは概《おおむ》ね毎分１２０文字と言われるから、フェイスブックが目指すＢＭ

Iはそれを優に4倍以上も上回ることになる（結局、このプロジェクトは中止されたが、同社はその後も別の方式で手術を必要としないBMIの開発を続けている）。

ここに見られるようにフェイスブックは極めて野心的だが、一方で同社のようなIT企業がBMIを通じて、私たちの脳、つまり頭の中にまで踏み込んでくることに警鐘《けいしょう》を鳴らす専門家もいる。昨今、スマホやSNSなどから掻《か》き集めた大量の個人データを杜撰《ずさん》に管理しているとの理由から、いわゆるGAFA（グーグル、アップル、フェイスブック、アマゾン）をはじめとした巨大IT企業への風当たりが強まっている。そうした中、プライバシーの「最後の砦《とりで》」とも言える私たちの「脳」まで、これらの企業に明け渡してしまうのは危険極まりないというのだ。

BMIはまた、社会格差の助長を促すとの指摘もある。

脳に半導体チップを埋め込むような本格的BMIは非常に高価であることから、その恩恵に与《あずか》ることができるのは、ごく一部の富裕層に限られてしまう。結果、富める者や先進国は益々豊かになる一方で、貧しい人たちや途上国などは完全に置き去りにされる。近年絶望的なまでに広がった貧富の差が、BMIの登場によって挽回不能なレベルにまで拡大してしまう、というのだ。

さらに軍事面でも、戦場の兵士が脳波で一度に多数のドローン（無人航空機）を操縦したり、ロボットと以心伝心《いしんでんしん》で共同作業をすることなどを目的とした研究開発が、アメリカ国防総省の主導で進められている。このようなBMI技術は軍事に限らず社会全般に応用され、多大な恩恵をもたらす可能性がある一方で、それが誤作動したときの危険性も計《はか》り知れない。

もちろん大前提として、「こうした過激な技術を私たちが本当に受け入れるのか？」という疑問は残る。筆者も正直、本書の筆を執《と》り始めた頃には半信半疑というよりも疑念の方が強かったが、さまざまな資料を漁《あさ》るなどして書き進めるうちに、「ひょっとしたら、あり得るかもしれない」と思うようになった。

新型コロナ感染のパンデミックを経て、世界は今、大きく変わろうとしている。過去には到底容認されなかったようなライフ・スタイルや業務形態、技術などが今や当然のごとく受け入れられている。BMIもその仲間入りを果たすかもしれない。関心を持たれた方は、本書を読み進めていただければ幸いだ。

2021年秋　小林雅一《こばやしまさかず》

目次——ブレインテックの衝撃

第2章 脳から心を探り操る科学の最前線

第3章 ブレインテック・ビジネスの光と影

本文ＤＴＰ　アルファヴィル・デザイン

第1章

脳と機械を融合させる

——BMIあるいはブレインテックの夜明け

基礎研究から商用化の段階に

脳で念じるだけでコンピュータやスマホを操作する。あるいは脳に機械を直結して私たちの意思や気持ちを読み取ったり、逆に脳へと情報を直接送り込む――。

まるでSFのような、これらの技術は「BMI（ブレイン・マシン・インタフェース）」あるいは「BCI（ブレイン・コンピュータ・インタフェース）」などと呼ばれ、世界的に著名な起業家やシリコンバレーの巨大IT企業などが最近、この分野に参入してにわかに注目を浴びている。

その筆頭は、米国の電気自動車メーカー「テスラ」や宇宙開発企業「スペースX」のCEO（最高経営責任者）イーロン・マスク氏。いわゆる「シリアル・アントレプレナー（連続起業家）」としても知られる同氏が2016年、新たに創立したのが「ニューラリンク（Neuralink）」だ。

同社は人間の脳に電極や半導体チップを埋め込んで、コンピュータやロボット義肢などを自在に操作する技術の実現を目指している。これはBMIの中でも「人体（脳）に外科手術を施《ほどこ》す」という意味から「侵襲《しんしゅう》型の技術」と呼ばれる。

一方、フェイスブックなどが開発中のBMI技術は人体を傷つけることなく、むしろ外部から装着するウエアラブル端末で脳内信号を読み取る「非侵襲型」である（後述）。

私たち一般人にとって抵抗感が小さいのは手術を必要としない非侵襲型だが、脳から読み取る情報の精度などでは侵襲型のほうが圧倒的に勝《まさ》っている。

これらＢＭＩの技術は米国をはじめ世界各国の大学や研究機関で、１９６０年代から主にリハビリなど医療への応用を想定して地道な基礎研究が進められてきた。たとえば「事故で身体機能の麻痺した患者が、脳の思念でロボット・アームを操作して日常の用を足す」といった目的である。

が、ここにきて脳に埋め込むＩＣチップなど半導体技術の急速な発達を受け、マスク氏やフェイスブックに代表されるＩＴ産業が新たなビジネスチャンスとして取り組み始めた。当初の目的はやはりリハビリなどの医療、あるいはスマホなどＩＴ端末の入力速度や使い勝手の向上とされる。

が、周囲では「究極の目的は、消費者の脳から本心を読み取ってマーケティングなどに活用することではないか」といった穿《うが》った予想も囁《ささや》かれている。

因《ちな》みに、この種の技術は一般に「ブレインテック（脳の技術）」と呼ばれ、文字通り脳に関連する広範囲のテクノロジーを指す。

このうち従来から最もよく使われてきたのは、脳波を測定する「ＥＥＧ（ElectroEncephaloGram）」や脳内各部の活動状況を測定する「ｆＭＲＩ（functional magnetic resonance imaging：機能的な核磁気共鳴画像法）」など、主に医療用の診断技術である。これらの技術は最近、ビデオゲームやヘルスケアをはじめ、さまざまなビジネス領域に応用されつつある（詳細は第２、３章で紹介）。

これらブレインテックの中で、ＢＭＩは比較的最近になって注目を集めてきた分野だ。またＢＣＩは事実上ＢＭＩとほぼ同義だが、厳密にはＢＭＩの一種と考えるべきだろう。何故《なぜ》ならコンピュータはマシンの一種だからだ（以下、本書ではＢＭＩで統一する）。

ＢＭＩ、特に侵襲型のほうはある意味、物議を醸《かも》す技術でもある。その実現方法は、頭《ず》蓋骨《がいこつ》にドリルやレーザーで穴をあけ、そこから電極やチップを大脳皮質《だいのうひしつ》に埋め込むなど、私たちから見て、かなり抵抗感を覚えるものだ。

ＩＴ企業などによる、これら過激な試みが近いうちに実際のビジネスとして結実するかは現時点で予断を許さない。が、そうした私たちの懸念や疑念にお構いなく、現場の技術開発はむしろ勢いを増している。

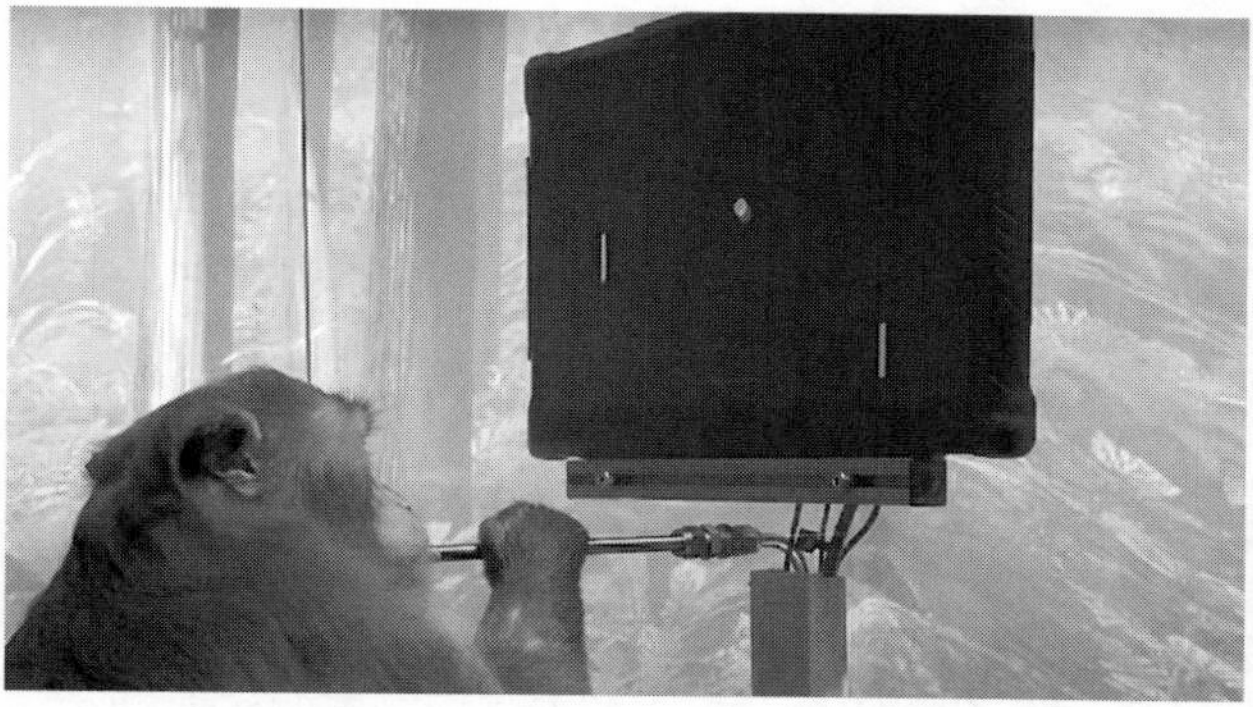

図1-1　マカク猿が脳の思念でビデオゲーム「ポン」を遊ぶ様子。画面上で上手くピンポン玉をヒットできると、ご褒美のバナナ・スムージーが口にくわえた管からもらえる
出典：Monkey MindPong

お騒がせの天才起業家が描く新たな夢

２０２１年４月、マスク氏がＣＥＯを務めるニューラリンク社は、自主開発したＢＭＩ技術の動物実験をビデオ撮影してネット上に公開した。

そこには「ペイジャー」と名付けられたマカク猿が、脳の思念でビデオゲーム「ポン」を遊ぶ様子が映し出されていた（図１－１）。ペイジャーは念じるだけで、素早く的確に画面上の２本のラケット（白い縦棒）を操《あやつ》り、画面を上下左右に行き交《か》うピンポン玉に見事にヒットさせている。

この実験の約６週間前、ペイジャーの脳には手術が施され、推定で約３１００個の電極と半導体チップなどからなる小型装置が、右脳と左脳に一つずつ埋め込まれていた。

これら二つの装置が脳内の「スパイク」と呼ば

れる電気信号を読み取り、増幅・デジタル化して無線でコンピュータに送信する。これによって、ペイジャーはビデオゲームで遊ぶことができるのだ。

この様子を収録した動画が初めてネット配信された際、マスク氏は歓喜のツイートを立て続けに発信した。

「今、猿が脳内のチップを使ってビデオゲームで遊んでいる。まるでテレパシーのようだ」

「この製品（技術）はまず最初に、身体の麻痺した患者が（健常者の）指よりも速く、思念でスマートフォンを操作するために使われるだろう」

「その後のバージョンでは、脳内の電気信号を身体の運動・感覚神経に送ることで、肢体麻痺の患者が再び歩けるようになるだろう」

これらの主張は、未《いま》だ動物実験という現段階では余りにも先走っている。言葉は悪いが、単なる法螺《ほら》と見られても仕方がない。しかしマスク氏には、周囲の否定的な予想を覆《くつがえ》し続けてきた歴史（実績）がある。

かつてテスラが電気自動車を作り始めたとき、既存の自動車業界の関係者らは「（テスラの電気自動車は）1台だって売れるものか」と見くびっていた。

また火星への有人飛行を目指すスペースXが創業した際も、航空・軍事・宇宙産業の関係者らは「火星に人類を送り届けるどころか、ロケット1基を打ち上げることすらできないだろう」とタカをくっていた。

しかし、その後のマスクCEOの昼夜を分かたぬハードワークとリーダーシップの下《もと》で、テスラは今や年間数十万台の電気自動車を製造・販売するまでに急成長を遂げ、市場価値では自動車産業のトップに躍《おど》り出た。またスペースXは再利用可能な宇宙船「クルードラゴン」で国際宇宙ステーションに飛行士を送り届け、月や火星への有人飛行も現実味を帯びてきた。

これら聳《そび》え立つような実績があるだけに、マスク氏が今回のニューラリンクでも一見不可能と思える遠大な野望を達成し、無限の宇宙に匹敵する脳内のIT革命を成し遂げることは十分あり得ると見られた。

ただ、マスク氏には以前から毀誉褒貶相半《きよほうへんあいなか》ばするところがある。

特にツイッターにおける発言が舌禍《ぜっか》となりテスラ社の株価が大幅に下落したり、特定の個人を攻撃して逆に自身が社会的批判を浴びることもあった。マスク氏のフォロワーは数千万人に達し、その発言はネット掲示板「レディット」などを通じて、あっという間に拡散する。

2018年、ツイッターでテスラ株を非公開化する計画を明らかにした際には、その投稿内容が証券詐欺《さぎ》にあたるとしてSEC（米証券取引委員会）から訴訟を起こされた。一旦は和解したものの、19年には「和解に違反した」として再び訴えられた。これも何とか和解に持ち込んだが、2度の裁判沙汰を経て、マスク氏の会社経営に関わる発言はツイートする前に弁護士の確認が必要になった。

最近では2021年2月、テスラ社が仮想通貨ビットコインを15億ドル分購入したと公表するとビットコインの価格が急騰《きゅうとう》。同年5月にマスク氏がツイッターで、それらビットコインの売却を示唆《しさ》するような投稿をすると価格が急落するなど、市場に大混乱をもたらした（弁護士は何をしていたのであろうか）。

マスク氏は世界中に熱狂的なファンを抱えていると言われるが、他方でその奇矯《ききょう》な言動から、「この人をどう評価していいか分からない」と見る向きも少なくなかろう。

起業家マスク氏の実務的手腕とは

ときに世間を騒がせるにせよ、マスク氏のように未来を予見あるいは提起し、そこに向かって社会を触発・牽引する人物は一般に「ビジョナリー」と呼ばれる。

この言葉には本来「夢想家」という意味も込められているが、単なる夢想癖や情熱だけで多くの消費者に訴求する電気自動車を製品化したり、再利用可能な宇宙ロケットを開発して打ち上げられるはずがない。

これら世界を変えるような企業を既に二つも経営し、個人的にも大富豪へと上り詰めたマスク氏は、それら偉業を成し遂げるだけの実務的な手腕も当然備えていた。

中でも同氏が得意とするのは、優れた人材の発掘と迅速なチーム編成だ。

当初は一見夢のようなビジョンでも、それに関するさまざまな専門分野のトップ研究者らを何処《どこ》からか見つけてきて、あっという間に精鋭の開発チームへとまとめあげてしまう。元々、インターネット決済事業を手掛ける米ペイパル社の創業・売却で財を成したマスク氏が、その後、畑違いの電気自動車や宇宙開発の分野でも大成功を収めた理由がここにある。

この類稀《たぐいまれ》な眼力と人的ネットワークは、ニューラリンクを立ち上げる際にも遺憾なく発揮された。同社は、米国ハイテク産業の集積地シリコンバレーの北端に位置する大都市サンフランシスコを創業の地に選んだ。

この会社をマスク氏が（他の起業家と共同で）創立したのは2016年7月のことだ。当初はステルス・モード（秘密裡）で運営されていたが、翌2017年頃には同社の内部事情が投資関係者らの口から漏《も》れ伝わるなどして、徐々にその存在が知られるようになった。

それによれば、ニューラリンクは「医療研究」に携《たずさ》わるスタートアップ企業として登記された。

創業時の技術開発チームに名を連ねたのは、「折り曲げ可能なワイヤー型電極」を専門とする米ローレンス・リバモア国立研究所の技術者ヴァネッサ・トロサ氏、神経科学者として脳が身体を操作するメカニズムを長年研究してきたカリフォルニア大学サンフランシスコ校のフィリップ・サベス教授、鳥の脳に小さな電極を移植するなどの動物実験で知られるボストン大学のティモシー・ガードナー教授など、いずれも個性的な分野のエキスパートたちだ。

これらの科学・技術者たちは今後力を合わせて、どうやら脳とＩＴ（情報技術）を融合させる新領域を開拓しようとしている模様だった。その詳細は不明だが、マスク氏によれば当初の目標は「脊髄《せきずい》損傷」や「難治性の神経疾患」などで身体が麻痺した患者を治療し、その身体的自由を取り戻すことだという。

このように偉大な目標を当時、国際会議などの場でマスク氏は公言していたが、そこには潜在的な巨大市場が待ち受けていた。既に「パーキンソン病」や「癲癇《てんかん》」あるいは「鬱《うつ》病」など一部の神経・精神疾患に対しては、ある種のＢＭＩが新手の治療法として確立されていたのだ。

それは「脳深部刺激療法（Deep Brain Stimulation: ＤＢＳ）」と呼ばれ、患者の脳に小型電極を埋め込み、微弱な電気刺激を与えることで各種症状を沈静化する治療方式だ。世界では15万人以上のパーキンソン病患者がこの治療を受けているとされ、それによって身体の震えが抑えられるという効果が上がっている。

脳深部刺激療法は２０２０年、世界全体で年間11億ドル（１２００億円）以上もの市場規模に達している。ニューラリンクも最初はこうした医療分野から事業を開始し、それら既存の方式に代わる新たな技術開発によって、ＢＭＩ市場を急拡大していく方針と見られた。

脳とコンピュータを結合してＡＩの脅威に立ち向かう

その先に控えているのは、一般消費者向けのＢＭＩ事業だ。

マスク氏は以前から「スマートフォン（のタッチパネル）を指で操作して情報を入力する既存方式は愚かなまでに遅い」と不満を漏らしていた。むしろ「脳から情報を（スマホに）直接入力してスピードアップを図《はか》る必要がある」というのが持論だった。

同氏は、このような方式を（ＩＴ業界の専門用語を拝借して）「高帯域インタフェース（high bandwidth interface）」と呼んだ。

ただし、新たに立ち上げたニューラリンクで、いきなりその技術開発に乗り出すのは無理があった。なぜなら同社は、頭蓋骨を切開して脳にチップを埋め込むなど侵襲型のＢＭＩ技術を目指していたからだ。

脊髄損傷や重度神経疾患の治療ならまだしも、所詮《しょせん》はスマホを操作するために、そうした一種過激な手術を試そうとしても、一般消費者の賛同や共感を得られそうもない。また、米国のＦＤＡ（食品医薬品局）など規制当局が首を縦に振るとも思えなかった。

そこで、まずは必要性が高いと判断される医療技術の研究開発から事業をスタート。ここで規制当局の承認を得て、重度身障者や難病患者らに向けてリハビリなど医療サービスを展開していく。そして実績を積み上げ、侵襲型ＢＭＩの安全性を証明したあと、満を持して一般消費者向けの事業に乗り出すと見られた。

その背景には、当時世界的なブームを迎えようとしていたＡＩがある。マスク氏は「ＡＩが今のペースで進化し続ければ、いずれ人類はそれに取り残されてしまう。最悪の場合、我々はＡＩやロボットの支配下に置かれるだろう」との不吉な予想をたびたび口にしていた。

そこでニューラリンクでは「頭蓋コンピュータ」なる物を開発し、「大脳皮質との直接的なインタフェース」を実現する。この新方式によってＩＴ端末への情報入力が飛躍的にスピードアップするばかりか、インターネットから大量の情報を直接、私たちの脳に送り込むことも可能になるのだという。

言わば脳とコンピュータを一体化して私たちの知的能力をどんどん高めていくことで、果てしない進化を続けるＡＩに対抗していく——これこそマスク氏がニューラリンクの事業を通じて、本当にやりたいことのようだった。

しかし、そうした途方もないビジョンを実現するための技術開発となると、同社が一体何をしようとしているのか判然としなかった。その具体的な事業計画などは一切明かされることなく、時折マスク氏や周囲の関係者らが漏らす断片的な情報が、後に噂話として伝わって来るのみであった。

ニューラリンクを起業して間もない頃、マスク氏は「ニューロンの紐《ひも》（neural lace）」という謎めいた言葉をよく口にしていた。

米国の大学に勤務するBMI研究者ら専門家の見方では、それは恐らく体内の静脈（血管）に挿入されて脳まで伸びる細く長い人工神経のプローブ（探針《たんしん》）であり、これによって脳内の電気信号をコンピュータが読み取ったり、逆に脳に情報を送り届けることができるのだという。

あるいは「ニューロンの塵《ちり》（neural dust）」こそがマスク氏の目指している物ではないか、と見る専門家もいた。それは超小型のICチップと電極を一体化した、まさに「塵」のようなミニチュア・コンピュータであり、これを何個も血管から挿入し血液によって脳まで送り届ける。これら無数の「塵」が脳の血管内を縦横無尽に動き回り、脳の各部位が発する電気信号を読み取ったり、逆に脳に情報を書き込んだりすることができるのだという。

いずれの方式でも必要なハードウエアはカテーテルや注射器等を使って血管から入れる

ので、侵襲型ＢＭＩに必須の過激な外科手術を回避できるのが最大の長所だった。

また当時、オーストラリアや米国の大学研究者らが実際にそれら方式に従うＢＭＩを開発し、その実用化に向け起業して臨床試験まで漕《こ》ぎ着けるケースもあったので、ニューラリンク社が同様の方式を採用する可能性は十分あった。

もちろん、これらは所詮噂の域を出なかったが、「脳とコンピュータの融合」を掲げるマスク氏の新会社に関する確かな情報が見当たらないことで、むしろ業界関係者やメディアの関心はいやが上にも高まっていくのであった。

ニューラリンクの特徴とは

創業から約３年に及ぶステルス・モードを解除して、ニューラリンクがその事業内容を明らかにしたのは２０１９年のことだ。同年の７月、同社はカリフォルニア州サンフランシスコ市内にある本社で記者会見を開いた。

会見に出席したマックス・ホダク社長・共同創業者によれば、この時点でニューラリンクが調達した資金は１億５８００万ドル（１６０億円以上）、従業員数は90名以上という。

その資金の約３分の２に当たる１億ドルは、マスク氏自身がテスラなどの持ち株を担保にして個人的に出資していると見られた。

長期のステルス・モードを漸《ようや》く脱したことでホッとした様子のホダク社長は「これからは我々も普通の人たち（科学者ら）と同様に論文が発表できる」と述べ、「（事故や戦争などで）手足を失った人たち、あるいはさまざまな病気で身体機能の麻痺した人たちが再び身体を動かし、見たり、聞いたり、話したりできるよう手助けしていきたい」と抱負を語った（ホダク社長自身も医用生体工学の専門家である）。

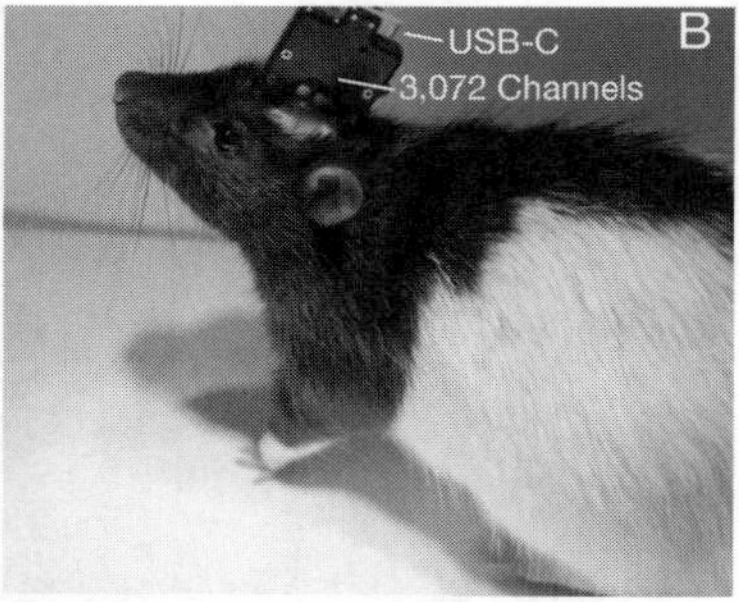

図1-2　BMIの手術を施されたマウス。電気信号を読み取る電極などの装置は脳内に埋め込まれているが、その信号を引き出すためのケーブル連結部は頭の外に突き出ている
出典：An integrated brain-machine interface platform with thousands of channels

また、これまでの研究成果としてマウスを使った動物実験（図１－２）についての論文を発表すると同時に、この実験に使われたＢＭＩシステムを公開した。

論文によれば、この実験では、マウスはドリルで頭蓋骨を切開され、手術用ロボットで大脳皮質にスパイク信号（電気信号）の読み取り装置が埋め込まれたという。

この装置は多数の糸状電極と、それらが脳内で受信した電気信号を処理する半導体チップ（デバイス）から成る。糸状電極の太さは人間の髪の毛の約20分の一だ。電極本体は金属製だが、それを絶縁性のポリマーで被覆した構造になっている。このお陰で長期間、脳内にあっても電極が錆《さ》びないという。

これらの電極は32本まとめて細長いワイヤー状に束《たば》ねられる。さらに、このワイヤーが90本以上束ねられて、約2センチ四方の信号処理デバイスにつながれる（図１－３）。これが脳に埋め込まれる読み取り装置の全容だが、そこにある電極の総数は約３１００本となる。この読み取り装置によって、一度に約１０００個ものニューロン（神経細胞）の活動電位を測定できるという。

それまで世界各国の大学などでＢＭＩの研究開発が行なわれてきたが、それらに比べてニューラリンクの技術が優れているところは、読み取り装置に備わっている電極の数とそのフレキシブルな形態だ。

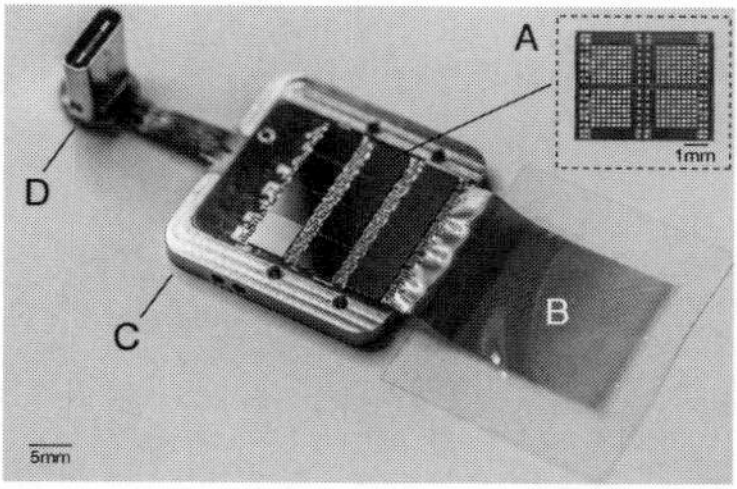

図1-3　マウスの脳に埋め込まれた電気信号の読み取り装置。A は信号を処理する半導体チップ、B は多数のワイヤー型電極が束ねられたもの、D はケーブル連結部の USB 端子

出典：An integrated brain-machine interface platform with thousands of channels

従来の研究では、脳に埋め込まれる電極の数はせいぜい数百個だったが、ニューラリンクではその数が一桁上がっている。脳内に埋め込まれる電極が増える程、より多くのニューロンが発する電気信号を拾って分析できるので、ＢＭＩの精度や性能は高まることになる。

また大学などによる従来の研究では、通称「ユタ・アレイ（Utah Array）」と呼ばれる、まるで生け花の剣山《けんざん》のような電極（図1－4）が使われてきた。この約4ミリメートル四方の電極を脳の表層より若干内側に埋め込むような形で使っていたが、こうした固く融通の利かない形態だと、どうしてもカバーできる脳の領域が限られてしまう。

これに対しニューラリンクの読み取り装置では、柔軟性に富むワイヤー型の電極を何本も束ねた構造（図1－3のB）になっている。これらのワイヤー（糸状電極の集合）を折り曲げることで、脳の血管を回避して電極を埋め込むことができる（図1－5）。結果、脳内出血などを引き起こすことなく、比較的広い範囲の脳内信号を拾えるわけだ。

脳に電極を埋め込む作業は人間（医師）ではなく、手術用のロボット（図1－6）によって自動的に行なわれる。

脳に埋め込む糸状の電極は、非常に細くて扱いにくい。脳の血管を巧みに回避しなが

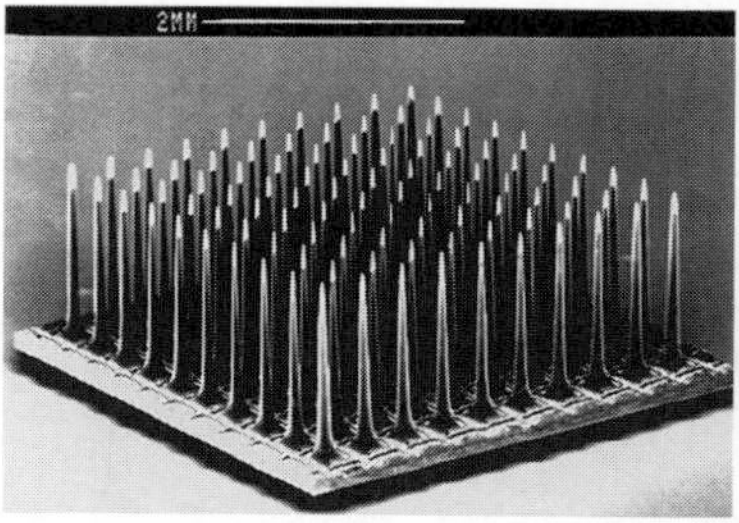

図1-4　従来のBMI研究に使われてきた信号読み取り用の電極ユタ・アレイ。サイズは4ミリメートル四方とかなり小さい

出典：Electrophysiological Mapping of Cat Primary Auditory Cortex with Multielectrode Arrays

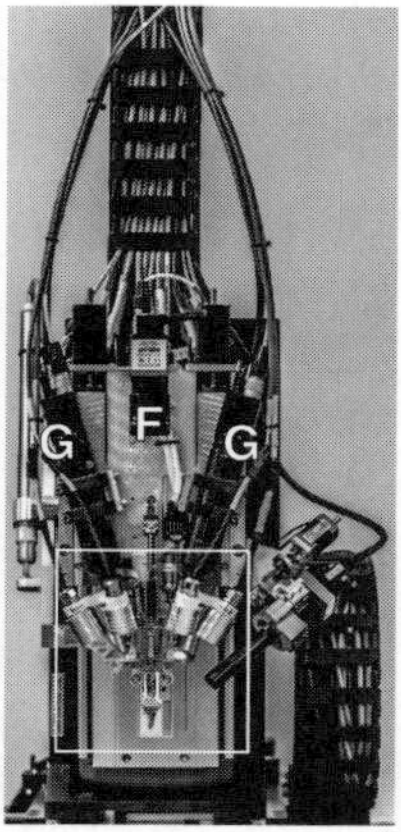

図1-6　マウスのBMI手術を行なった専用ロボット。洗練された製品というより、未だ粗削りの実験用機材という印象だ

出典：An integrated brain-machine interface platform with thousands of channels

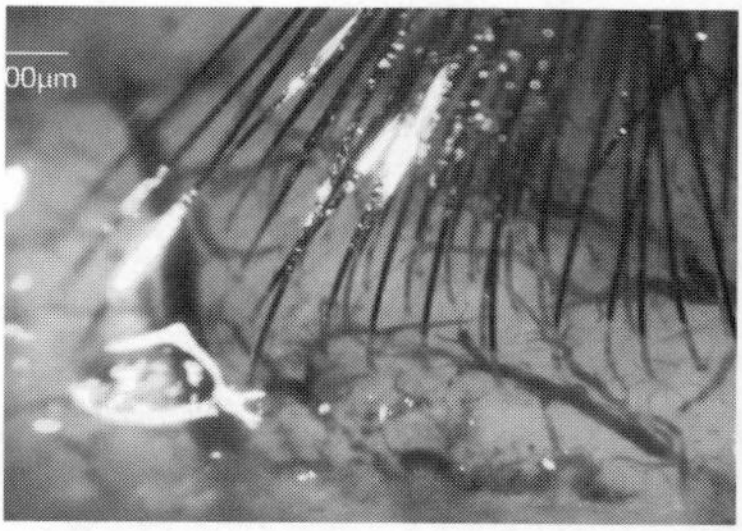

図1-5　柔軟な糸状電極（この写真では、黒く細い髪の毛のような紐）を、マウス脳内の血管（同じく黒い管）を回避して埋め込む。これを行なうのが手術用ロボットだ

出典：An integrated brain-machine interface platform with thousands of channels

ら、それらを脳に埋め込むには、数十ミクロンの動作精度が求められる。また所定時間内に３０００本以上もの電極を埋め込む手術を終えるには、それら多数の電極を目にも留まらぬ速さで次々と埋め込んでいく必要がある。

いずれも人間の手作業では絶対に不可能だ。そこで人間を遥かに凌《しの》ぐマシン・ビジョン（機械的な視覚）とスピード、さらに器用さを兼ね備えた専用ロボットに手術を任せることにした。このロボットは脳の血管などを傷つけることなく、毎分１９２本もの電極を埋め込むことができるという。

ただ、これらの電極や半導体チップなどがマウスのような動物、いずれは人間の脳内でどの程度の期間に亘《わた》って安定的に稼働するのか？　また、それらの異物が脳内で炎症や出血などを引き起こす危険性はないのか？　これらの懸念や対処法などは論文の中で言及されていなかった。

この記者会見に続く質疑応答の中で、同社ＣＥＯのマスク氏は既にこれらの技術を使って猿による動物実験も行なったことを明らかにし、「猿が思念でコンピュータを操作できるようになった」と述べた。

以上のように、ニューラリンクが開発した各種技術は従来のＢＭＩより格段に進化したものだが、幾つか課題も残されていた。

中でも気になるのは、読み取り装置のスタイル（方式）だ。

確かに電極や信号処理用の半導体チップなどは頭蓋骨の内側にある脳に埋め込まれるが、脳内の電気信号を外部のコンピュータに送信するための連結部品は、マウスの頭部から外に突き出た格好になっている。そこからUSB端子を介して通信ケーブルに接続され、これによってコンピュータにつながるのだ。

実はニューラリンク以前の各国の大学などによるBMI開発でも、これと同様の方式を採用していた。中には、既に動物実験を終えて、人間の被験者（患者）を対象にした臨床研究が実施されるケースもあったが、マウスならともかく人間の頭部からこんなに目立つ連結装置が突き出ているのはさすがに気の毒だし、ケーブルで接続されているので実験室以外での使用が不可能だ。

また、こうした装置が頭部から突き出た周辺は傷口となっているので、そこから病原菌などが被験者の体内に入って化膿《かのう》する恐れもあった。

これらの問題を解決するため、以降のニューラリンクによる研究開発では、電気信号の読み取り装置全体を頭蓋骨の内側に埋め込むと同時に、コンピュータとの通信をケーブル方式から電波による無線方式に切り替えて、頭部から突き出た連結装置など邪魔な部分をなくしてしまうことが求められた。

マウスから豚へ

これらの課題はそれから僅か1年後に解決され、大幅なバージョンアップを経たニューラリンクの新技術がその全貌を現した。

2020年8月、ニューラリンク社は豚を使ったBMIの動物実験を報道関係者らに公開した（図1-7）。この記者発表（デモ）にはCEOのマスク氏をはじめ、同社でBMIの研究開発に携わる科学者やエンジニア10名以上が出席した。

当日、数十人の記者らが詰めかけたデモ会場では、「ガートルード」と名付けられた雌豚が囲いの奥から飼育員に付き添われて登場。この豚の脳には、約2カ月前の手術で半導体チップを内蔵した記録用デバイスと多数の電極などから構成される（電気信号の）読み取り装置が埋め込まれている。

1年前のマウスを使った動物実験とは異なり、読み取り装置の全体が豚の頭蓋骨の内側にすっぽり納まっており、当然外部からは見えない。それは（通信ケーブルではなく）ブル

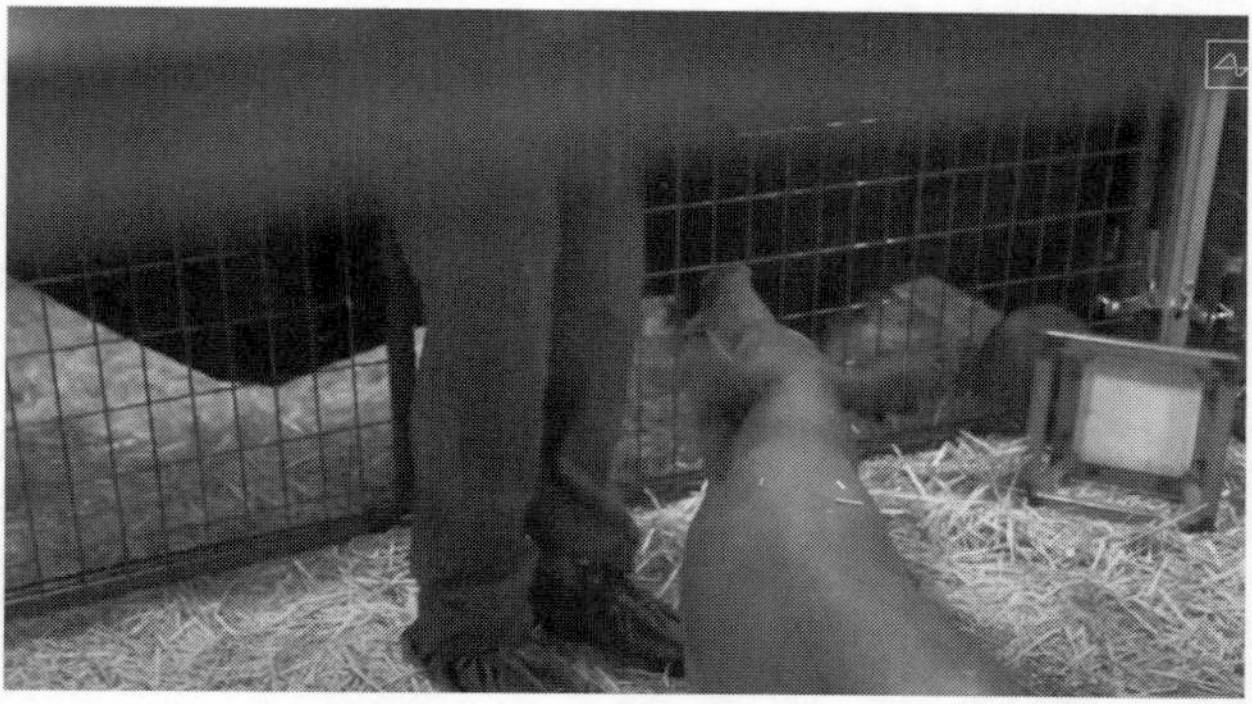

図1-7　豚を使ったBMIの動物実験の様子。無線方式になったので頭部の連結部はなくなり、外見上は普通の豚と変わりがない
出典：Elon Musk reveals Neuralink pig brain implants

ートゥース規格に従う無線で、コンピュータなど外部機器と接続されている。このためガートルードは外見上、普通の豚と何ら変わりはない。

ガートルードが飼葉《かいば》に鼻を突っ込んで食べ物を漁《あさ》ると、それに反応して脳内のニューロン（神経細胞）が「スパイク」と呼ばれるパルス（電気信号）を発する。脳内に埋め込まれた読み取り装置が、この電気信号を拾ってコンピュータに送信し、これが会場内のディスプレイに表示される。その際に奇妙なビープ音も発するので、脳内の読み取り装置が確かに電気信号を拾い上げていることが分かる。

また、別のデモでは、同じく脳に読み取り装置を埋め込まれた豚がルームランナー（treadmill）で運動しながら餌を食べる様子を公開した。そ

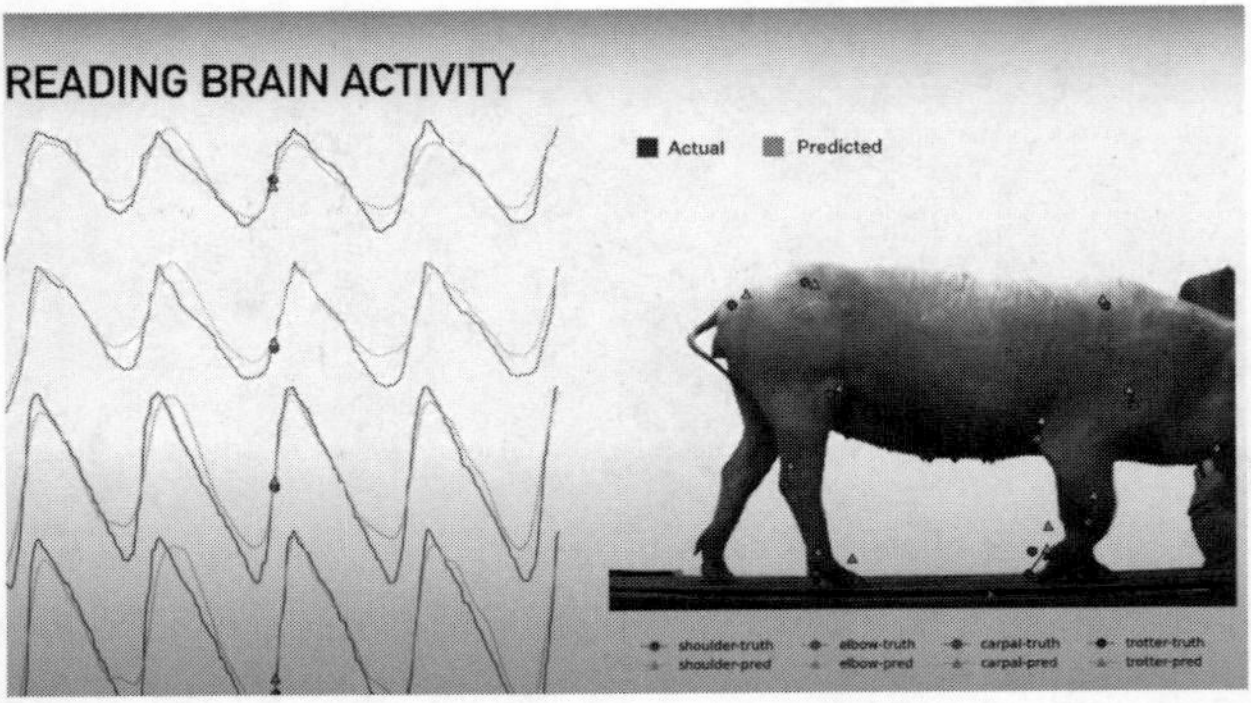

図1-8 豚の脳が発する電気信号をコンピュータで解析し、運動中の各部関節の位置を推定している
出典：Elon Musk reveals Neuralink pig brain implants

の際に脳内のニューロン（神経細胞）が発する電気信号を同装置で受信・増幅したあと、これらの信号をコンピュータで処理することによって、歩行中の豚の各部関節の位置をほぼ正確に推定している（図1-8）。

つまりニューラリンクの技術は、脳内の電気信号を単に拾い上げるだけでなく、その信号をある程度まで解析できる段階に達したことを示している。

もちろん技術がどれほど改良されたところで、これらは所詮、動物実験に過ぎない。が、いずれはこの技術の完成度を高めて人間に適用。大脳皮質の感覚野《や》や運動野（motor cortex）が発する電気信号を使って、脊髄損傷などで身体（四肢）の自由を失った人たちがロボット・アームや外骨格

(exoskeleton) など補助装置を動かせるようにする。さらには傷ついた脊髄をバイパスして、患者本人の脳から四肢へと電気信号を直接送信し、事故などで失われた身体の自由を取り戻すことまで目指しているという。

また当初は、こうしたリハビリなど医療目的の技術開発からスタートするが、いずれは一般消費者向けの商品開発にも手を広げていく。たとえば手や指で操作するマウスやキーボードに代わって、脳による思念でコンピュータやスマホ、ゲーム機、いずれは電気自動車やドローンなども操作できるようにするという。

中でもマスク氏はビデオゲームへの思い入れが強いらしく、記者の一人から「この技術はゲームにも使えるのですか?」と質問されると、一際力強い声で「イエス」と答えた。

さらには同様の技術で、脳内に浮かんだ感情や意思などを別の人の脳へと伝える――つまり一種のテレパシーのような用途も検討しているという。

人間への応用も視野に

豚の脳に埋め込まれた、(改良後の新たな) 読み取り装置は「リンク (Link)」と呼ばれる。これは直径23ミリメートル、厚さ8ミリの信号処理用デバイスに、約3100本の

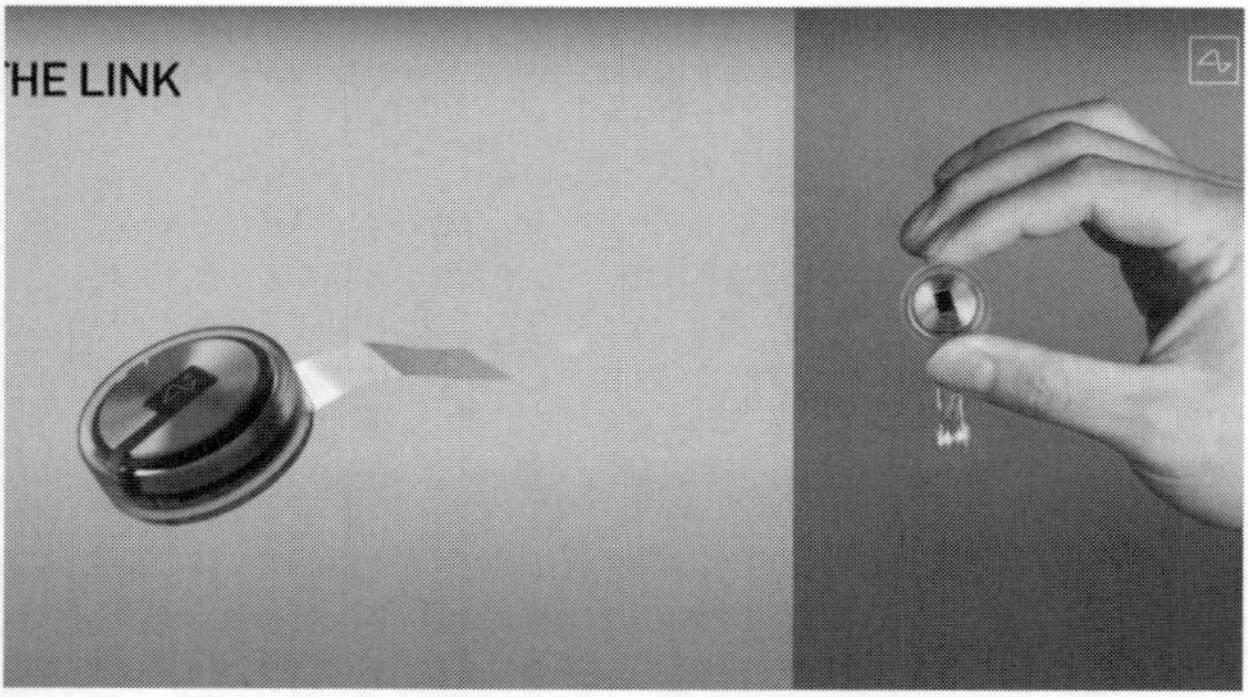

図1-9　ニューラリンク社が2020年に公開した脳内信号読み取り装置
出典：Watch Elon Musk's ENTIRE live Neuralink demonstration

糸状電極（センサー）が取り付けられた構造になっている（図1-9）。信号処理用デバイスは、ちょうど日本の十円玉を数枚重ねたような形状だ。

もちろん未だ豚など動物実験の段階だが、デモ会場におけるマスク氏の口ぶりから判断して、既に人間への応用をかなり意識している。いずれは、こうした読み取り装置を、人間の頭蓋骨やその下にある髄膜《ずいまく》を切り開いて、それらの内側に位置する大脳皮質に直接装着する計画だ（図1-10）。

この装置の装着に際しては、そこから無数に突き出た糸状の電極を、大脳皮質に一々埋め込んでいく必要がある。ちょうどミシンで糸を布に縫い付けるような作業だが、このための手術は専用ロボットで実施される。

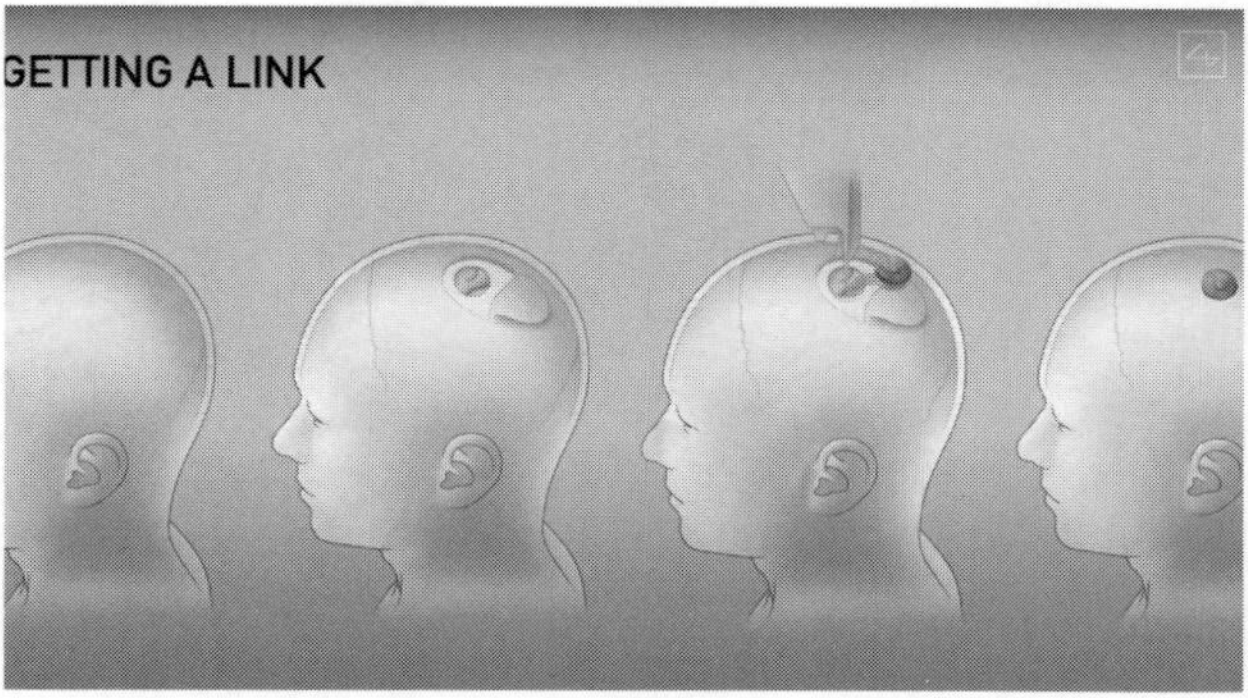

図1-10　読み取り装置は頭蓋骨や髄膜を切り開いて大脳皮質に直接装着される
出典：Watch Elon Musk's ENTIRE live Neuralink demonstration

この手術用ロボットも前年のマウス実験のときより大幅に改良された。２０１９年の時点では、その粗削りの外観から見て、未だ実験用の機材という印象だったが、２０２０年に公開された手術用ロボットは、いかにも人間の手術に対応できそうな洗練された製品というイメージを醸し出している（図1－11）。

このロボットは極めて高精度の手術が可能だ。脳に張り巡らされた血管を巧みに回避して糸状電極を埋め込むことができるので、脳内出血などの危険性がない。いずれ人間に適用された際には、手術開始から1時間以内に手術を完了し、その日のうちに退院できるという。

このようにして脳に装着された読み取り装置はバッテリーを内蔵しており、超音波などを使

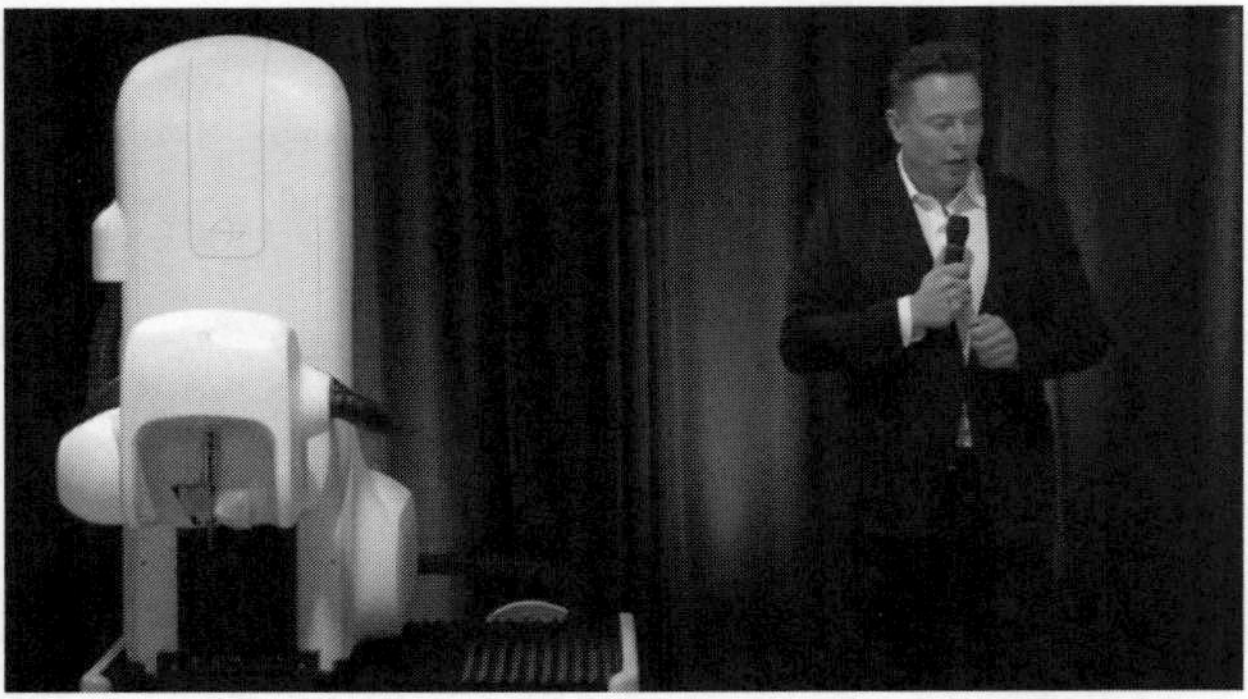

図1-11　マスク氏がお披露目した、脳に読み取り装置を自動的に埋め込む手術用ロボット。人間の手術にも対応できる本格的な製品と見られる
出典：Watch Elon Musk's ENTIRE live Neuralink demonstration

って体外からリモート充電できる。また繰り返すが、ケーブルではなく無線でコンピュータやロボット・アームなど外部機器に接続されるので、患者らの頭部から突き出た不格好な連結部は要《い》らないし、実験室以外での使用も可能だ。つまり実用化にぐっと近づいたことになる。

　ニューラリンクのマスクＣＥＯは豚を使った動物実験のデモの直後、会場の記者らに向かって「これらの装置や手術ロボットは既にＦＤＡから認可されており、２０２０年の末までには脊髄損傷の患者らを対象にした臨床試験に移りたい」と述べていたが、実際は今に至るまで実現していない。

　マスク氏の発言とは裏腹に、ＦＤＡは同社の技術を人間に適用することを公式に認めていない。

確かに「ブレークスルー・デバイス・プログラム」という画期的なテクノロジーの推進計画にニューラリンクの技術を含めることは認めたが、それは必ずしも人での臨床試験を許可するものではない。恐らくマスク氏は一旦、ＦＤＡからのメッセージを誤解ないしは曲解したが、後日それを反省して、臨床試験に移ることを自重したのだろう。

その背景には幾つかの技術的な懸念もある。

脳に埋め込まれた半導体チップなどから発せられる熱で、脳細胞が損傷する危険性が指摘されている。また、いくら高性能の手術用ロボットを使うとはいえ、万一、脳の血管を傷つければ脳内出血を引き起こしてしまう。恐らく、これら安全面の懸念がＦＤＡのゴー・サインを遅らせている理由と見られる。

ＢＭＩ開発に必須のＡＩ「機械学習」とは

いずれにせよ豚を使った動物実験から、いきなり人間に移行するのは（ＦＤＡに限らず）素人《しろうと》目にも無理がある。間にワンクッション置くためにも、我々人類に近い霊長類でさらなる実験を積み重ねることが望ましいはずだ。

ニューラリンクは遅くとも２０１９年までに猿を使った動物実験を非公開で行なってい

たはずだが、改めてそれを一般公開する必要に迫られた。本章の冒頭で紹介した「マカク猿による動物実験」は、そのために実施されたのであろう。

確かに猿は人間ほど器用ではないが、それでも手や腕を使って、ある程度の作業をこなすことができる。常に4本足で移動し、手や腕を持たない豚との大きな違いだ。ニューラリンクが猿を使ったBMI実験を成功させれば、それは人間の被験者を対象にした臨床試験にまた一歩近づくことを意味する。

前述のように2021年4月、ニューラリンクは自社のホームページ上に、マカク猿「ペイジャー」による動物実験の様子を動画で公開した。

その6週間前、ペイジャーの脳には2カ所に亘って「N1リンク」という名の電気信号読み取り装置が埋め込まれていた。その場所は大脳皮質の「運動野」と呼ばれ、動物が何らかの運動をする際に、その計画や実行を制御する脳の領域だ。

猿でも人でも運動野は左右2カ所に分かれて存在し、左脳の運動野が右半身、右脳の運動野が左半身を制御する。このため左脳から伸びた神経系と右脳から伸びた神経系が（首の辺りにある）延髄《えんずい》でX状に交差し、それぞれ右半身と左半身につながっている。これは「錐体交叉《すいたいこうさ》」と呼ばれるが、なぜ運動神経系がこのように複雑な配置になっているのか、

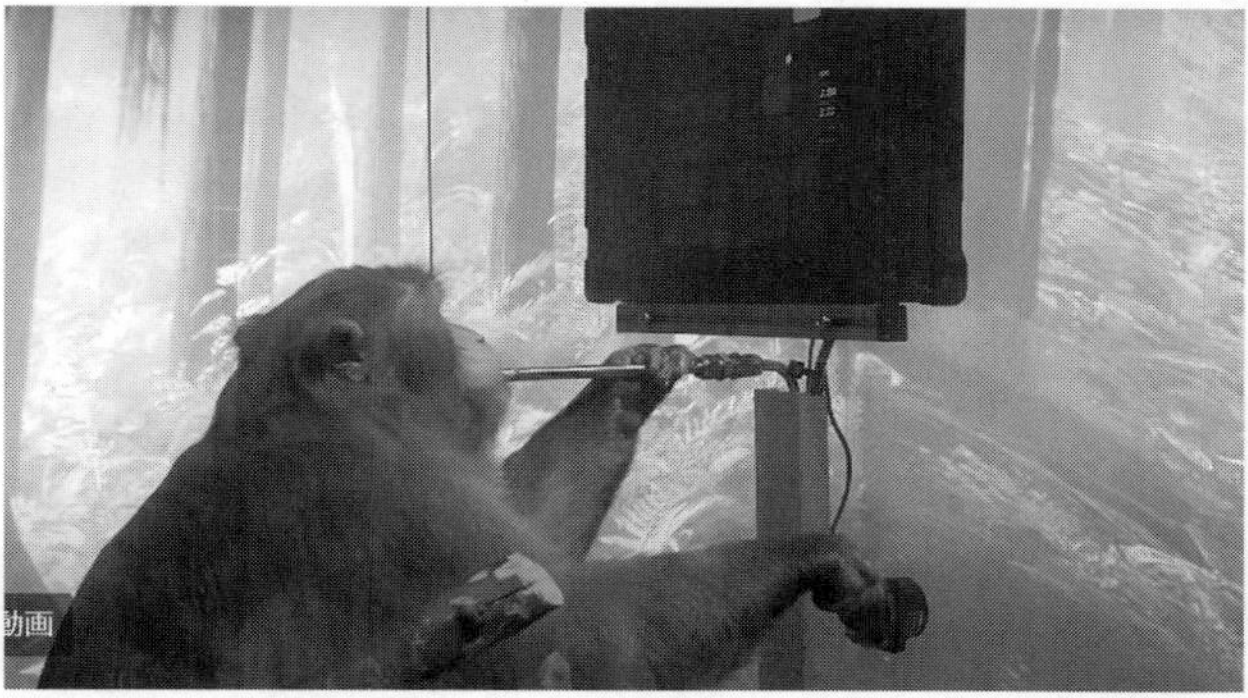

図1-12　猿がディスプレイに表示されたカーソルを動かすためのトレーニング。この段階では、右手でジョイスティックを操作している
出典：Monkey MindPong

その理由は脳科学者の間でも未だによく分からないという。

ペイジャーの左脳・運動野に埋め込まれたN1リンクは右半身、右脳・運動野に埋め込まれたN1リンクは左半身の制御に関する脳内の活動電位（スパイクと呼ばれる電気信号）を測定することになる。ただし、そのためには事前に一種のトレーニングが必要だ。

ペイジャーは「思念」でポンを遊ぶ前に、予《あらかじ》め別のゲームで鍛《きた》えられている。

これはジョイスティックを右手で握って上下左右にカーソルを動かし、やや大き目の正方形ゾーンの内部へと移動させるゲームだ（図1-12）。正方形ゾーンもランダムに移動するので、猿にとってはなかなか難しいゲームだが、成功すると口に

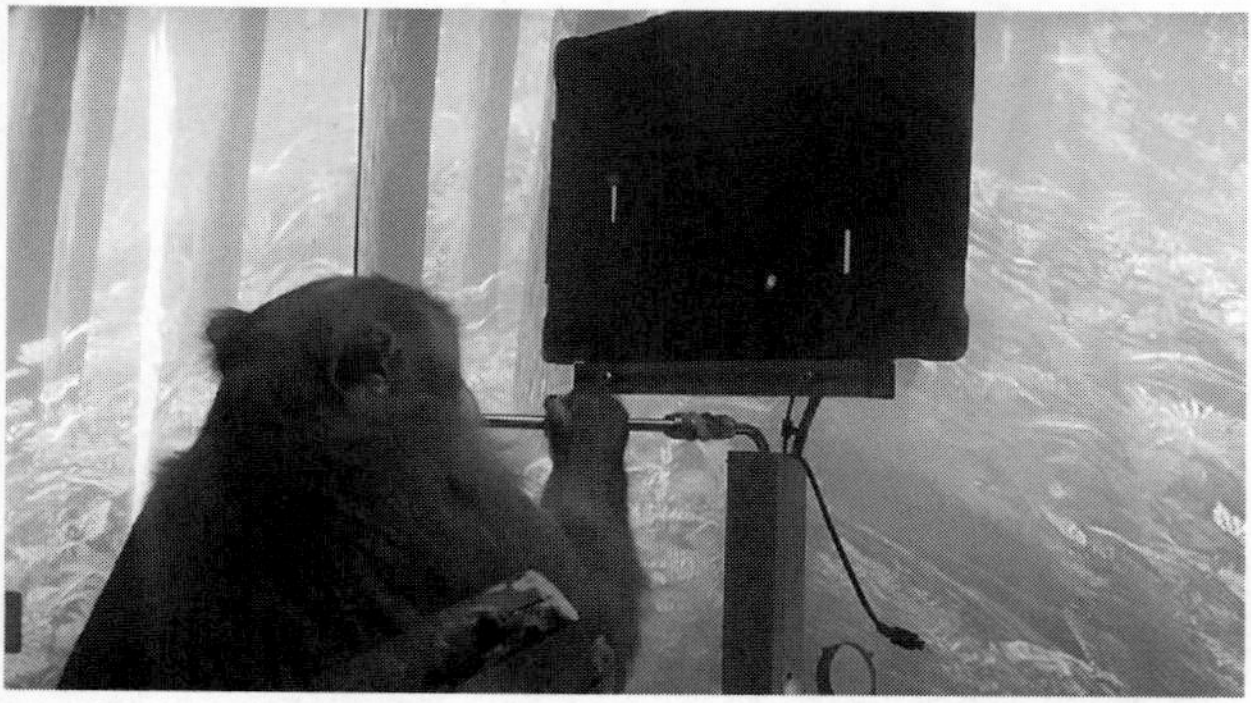

図1-13　トレーニングを終了したあとは、ジョイスティック（右手）を使わずとも脳の思念でゲームをプレーできるようになる
出典：Monkey MindPong

くわえた管からバナナ・スムージーをもらえるのでペイジャーは懸命にプレーする。

このトレーニングを通じて、ペイジャーは右手でジョイスティックを素早く動かして、同じく、ちょこまかと動き回る正方形ゾーンにカーソルを移動させる術《すべ》を学ぶ。

一方、コンピュータのソフトウエアは、その最中にペイジャーの左脳運動野で何が起きているかを学ぶ。なぜなら右手を制御するのは左脳であり、ここに埋め込まれているN1リンクが周囲のニューロンのスパイク信号を測定し、これを無線でコンピュータに送信しているからだ。

これによってソフトウエアは、上下左右にカーソルを動かそうとする猿の「意図」を、左脳運動野の電気的な活動と紐づけることができる。つまり一種のパターン認識が成立するのだ。

このトレーニングが終了するとジョイスティックは取り外され、猿は手を使わずに脳の思念、つまり意図だけでポンを遊べるようになる（図1－13）。なぜならコンピュータのソフトウエアがN1リンクから送られて来るスパイク信号を分析し、先ほど成立したパターン認識に従って猿の意図を理解できるからだ。これによってソフトウエアは、猿が動かそうとする方向へとラケットを動かすことができる。

このようなソフトウエアは一般に「機械学習」と呼ばれるAIの一種だ。

昨今のAIブームでは、特に「ディープラーニング（深層学習）」と呼ばれる機械学習の方式が脚光を浴びた。ニューラリンクがペイジャーを使った動物実験で採用したのもディープラーニングと見られている。

動物実験の成果を人間に応用できるか

ニューラリンクは、この動物実験による研究成果を今後は人間に応用する計画だ。

そこでは、何らかの病気や怪我などで身体の麻痺した患者らが、脳の思念でコンピュータやロボット・アームなどを操作できるようになる。いずれは患者の四肢にも電極や半導体チップを埋め込み、これらがN1リンクから送られてくるスパイク信号を受信・解析することによって、患者が自らの身体を再び動かせるようになることも目指しているという。

そのためには、マカク猿のペイジャーが課されたようなトレーニングを、人間の患者も行なう必要がある。

ただ、読者の中には「それはちょっと変だ」と思った方もおられるかもしれない。なぜなら、ペイジャーはジョイスティックを握った右手を使ってトレーニングをしていたが、身体（四肢）が麻痺した患者は、そもそも手を使えないのだから、これと同じやり方は通用しないはずだ。

もちろん、この点はニューラリンクの科学者らも承知しているが、それでも構わないのだという。過去に米国の大学などで実施された「ブレインゲート」と呼ばれる研究プロジェクトの成果などから、たとえ手足を動かすことのできない患者でも、頭の中で何かを動かそうとイメージするだけで、それに対応して運動野のニューロンが活動することが分かっている（詳細は第2章）。

従って、患者の運動野にN1リンクを埋め込んだあとで、こうしたイメージ・トレーニングを積み重ねれば、やがて思念だけでコンピュータやロボット・アームなどを操作できるようになるはずだという。

このような見解を額面通りに受け止めるなら、重度の神経疾患や脊髄損傷などの患者には朗報だろう。また大学などによるアカデミックな研究でそれが実証されているなら、本当にそうなのであろう。

しかし、他方で、ニューラリンクには傍目《はため》から見て、どうにも怪しげなところが散見されるなど、今一つ信用しきれない面もある。

たとえばマカク猿ペイジャーの動物実験が公開される数日前、同社社長のマックス・ホダク氏が自身のツイートで奇妙なコメントを発していた。

「我々がやる気になれば恐らくジュラシック・パークを作り出すことができるだろう。それは遺伝的に正統な恐竜とは呼べないかもしれないが、恐らく15年程度の飼育とエンジニアリングによって超エギゾティックな新種動物を生み出すことができるはずだ」という。

突飛な見解ではあるが、仮にニューラリンクが「ゲノム編集」のような最先端の遺伝子工学を専門とする会社であれば、絶対にあり得ないという話ではない。

しかし同社はあくまでブレインテック企業だ。豚や猿など動物の脳をＢＭＩのような一種のＩＴでいくら操作したところで、恐竜を作り出せるはずがない。誰がどう見てもナンセンスなツイートであった。

これを発信した翌月となる２０２１年5月、ホダク氏は再び自らのツイートで同社の社長職を退《しりぞ》いたことを発表した。その文面からは、解雇されたのか辞職したのか定かではなかったが、もうニューラリンクには籍を置いていない、という。

こうした経緯から、同社の経営はかなり混乱しているのではないか、と見る向きもある。また、その華々しい研究開発の成果に対する、学術関係者ら専門家の評価も割れている。

そこで以下では批判的な意見も含め、これまでのニューラリンクの活動に対する周囲の反応を見ていくことにしよう。

ニューラリンクは周囲からどう見られているか

ＢＭＩの研究開発は、ニューラリンクがこの分野に参入する遥か以前から、米国をはじめ世界各国の大学などで地道に進められてきた。詳細は第2章に譲るが、そうした研究が始まったのは１９６０~70年代と言われるから、既に半世紀以上の歴史を有することになる。

　長年、この分野に関わってきた科学者らは、ニューラリンクや後述するフェイスブックのようなＩＴ企業の参入を、プラスとマイナスの入り混じった複雑な思いで受け止めている。

　これまで主に大学関係者らを中心に進められてきたＢＭＩ開発は、脳科学の中では、どちらかというと傍流に位置し、十分な研究予算や世間一般の関心を集めることが難しかった。

　そこに米国のＩＴ企業が参入し、今後、巨額の開発資金と質量ともに充実した人的リソースが投じられる。それまで細々と続けられてきたＢＭＩ研究が一躍脚光を浴び、その開発にも弾みがつくことが予想される。これは、この分野の研究者らにとっても大きなプラスである。

　ニューヨークのマウントサイナイ病院で研究業務に従事するとともに、自ら開発したＢＭＩ技術の実用化を図るスタートアップ企業「シンクロン」を創業したトーマス・オクスレイ博士は「ＢＭＩは今やシリコンバレーの表舞台に立っており、次なる偉大な企《くわだ》てと世間から認められた。これこそ我々が待ち望んでいたことだ」と語る。

逆にマイナス面は、ときに大法螺吹きとも誹《そし》られるマスク氏のような著名人が煽り立てることで、現在のＢＭＩが過大評価されてしまうことだ。

ニューラリンクがこれからやろうとしていること、つまり患者の脳にスパイク信号読み取り装置を埋め込んで、コンピュータやロボット義肢などを操れるようにすることは、脳内信号の受信や解読の技術、そのためのハードやソフト開発など、さまざまな分野が関わってくる。各々の分野を専門とする科学者も多い中で、これらすべてを手掛けて一気に実用化を図ろうとするニューラリンクの試みを無謀と見る向きも少なくない。

そこには患者の健康に関する問題も指摘されている。

まず脳に電極や半導体チップなど異物を埋め込めば、当然、人体の免疫機構による拒絶反応など副作用が考えられる。こうした外科手術をともなう侵襲型ＢＭＩは、これまで大学などで一部の患者らを対象に臨床試験が実施されてきたが、それらは比較的短期のもので、逆に長期間に亘る人体への影響は未だ不明だ。

また現在の技術レベルで、実用化（商品化）に値するだけの治療効果を期待するのは時《じ》期尚早《きしょうそう》との見方もある。

米国西海岸シアトルの名門ワシントン大学で長年ＢＭＩに取り組んできたラジェシュ・

ラオ教授は「ニューラリンクは確かに（脳に埋め込む）電極の数を（従来より一桁大きい）数千個へと増やした。しかし我々人間の脳には約1000億個ものニューロンがある。これに比べれば、数千個の電極など大海の一滴に過ぎない」と語る。

こうしたことから、仮に今後、マスク氏（ニューラリンク）が吹聴するような画期的成果が上がらなければ、膨らみ過ぎた世間の期待が一気にしぼんでしまう恐れもある。

シリコンバレーの投資マネーは、一旦望み薄と分かれば引き足も速いことが知られている。この分野に長年携わってきた研究者らにしてみれば、米国のIT企業に弄《もてあそ》ばれた挙句、捨てられるようなものだ。

ここにきてBMIへの期待が急激に盛り上がってきただけに、その反動も大きいことは容易に想像がつく。もしもニューラリンクの試みが失敗に終われば、それを境にBMIの研究開発が一気に衰退する恐れもある。同分野の関係者は、これを危惧しているのである。

フェイスブックは手術に頼らない非侵襲型を目指す

ニューラリンクが手がける侵襲型のBMI技術には、一種生理的な抵抗感も聞かれる。人の頭蓋骨を切り開き、脳に電極など異物を埋め込むことへの違和感だ。

もちろん肢体麻痺など重い障害を抱えていれば話は別だが、いくら自分の知的能力を高めるとはいえ、まったくの健常者が敢えて、そうした危険な手術を受けることは確かに想像し難い。

BMI開発に乗り出したIT企業の中にも、リスキーな侵襲型を敬遠する会社が少なくない。

その代表が、ニューラリンクとほぼ同時期にBMI分野に参入したフェイスブックだ。同社の開発責任者は当時「侵襲型の技術が多くの消費者に受け入れられるとは思えない」と公の場で述べるなど、その将来性に懐疑的だった。

以来、フェイスブックはむしろ手術を必要としない非侵襲型のBMIを目指して研究開発を進めてきた。たとえば「脳の思念でコンピュータやスマホを操作できる特殊な眼鏡やヘルメット」などの実現可能性を探ってきたのである。

もっともフェイスブックは現在まで、それらのウエアラブル製品を発売するに至っていない。同社は当初から、この種の技術開発の難しさを認め、「製品化までには相当の時間がかかるだろう」と周囲に釘を刺してきた。

BMIへの参入を表明してから間もなく、同社は「脳による文字入力（Typing by Brain）」

と称する研究開発プロジェクトに着手した。「脳で念じるだけで、パソコンやスマホなどIT端末に文字を入力しよう」と言うのである。

特にスマホのタッチパネルから指で文字を入力する煩《わずら》わしさは誰もが感じていたので、一般ユーザーの支持を得やすい取り組みでもあった。

その開発責任者として、フェイスブックはかつてDARPA（国防高等研究計画局）に在籍していたレジナ・デューガン氏を採用し、その配下に60名以上の技術者らスタッフを置いた。

デューガン氏はDARPAで最初の女性ディレクター（管理職）として知られていた。その後、グーグルを経てフェイスブックに移籍した彼女は、非侵襲型のBMI技術を使って「毎分100単語（word）」のテキスト入力を実現するという目標を掲げた。

因みに日本では文章の分量を測る目安として文字数を使うが、米国のようなアルファベット圏では単語数を使う場合が多い。しかし考えてみれば、単語の長さ（文字数）は各々異なるので、少しいい加減な測り方ではあるのだが、アルファベット圏の人たちは1単語の長さを平均で5文字程度と想定しているようだ。実際、そんなところであろうし、文章量の大まかな目安としては単語数で十分用を足すのだろう。

さてデューガン氏が掲げた「(脳の思念による)毎分100単語の入力」という目標は極めて野心的と見られた。と言うのも、それまでのBMIによる最高記録は毎分8単語(厳密には40文字に若干及ばない39文字)だったからだ。

それはスタンフォード大学の研究チームが、脊髄損傷などで肢体が麻痺した患者らを対象に2017年頃に行なった臨床実験の結果だった。この実験では、予め患者の脳にユタ・アレイなどから構成される電気信号の読み取り装置を埋め込んだ(図1-14)。

これにより、患者はコンピュータのディスプレイに表示されたアルファベット文字の一覧表の中から、念じることで文字を選択して単語を入力していった(図1-15)。このように間接的な方式では、どうしても入力速度には限界がある。

しかもスタンフォード大学の研究チームが採用したのは、脳に電極や半導体チップを埋め込む侵襲型のBMI技術である。

これがフェイスブックの目指す非侵襲型の技術となると、文字入力のスピードはさらに低下してしまう。それまでの記録では、米独の共同研究チームが2008年、ALS(筋萎縮性側索硬化症)の患者を対象に実施した臨床試験で、「毎分1・5~4・1文字」という入力速度が残されていた。

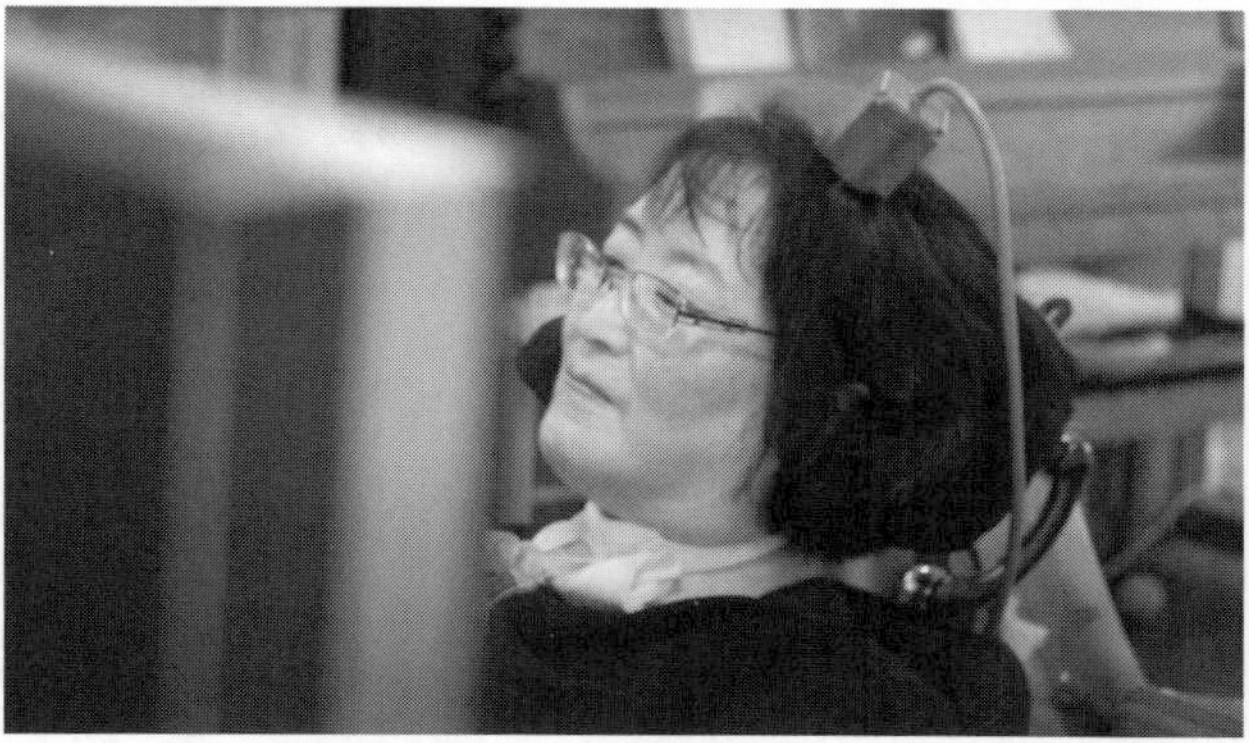

図 1-14　スタンフォード大学が2017年に公開した臨床試験では、肢体麻痺の患者の脳に読み取り装置を埋め込んで、念じることでコンピュータに文字を入力してもらった

出典：Brain-computer interface advance allows fast, accurate typing by people with paralysis

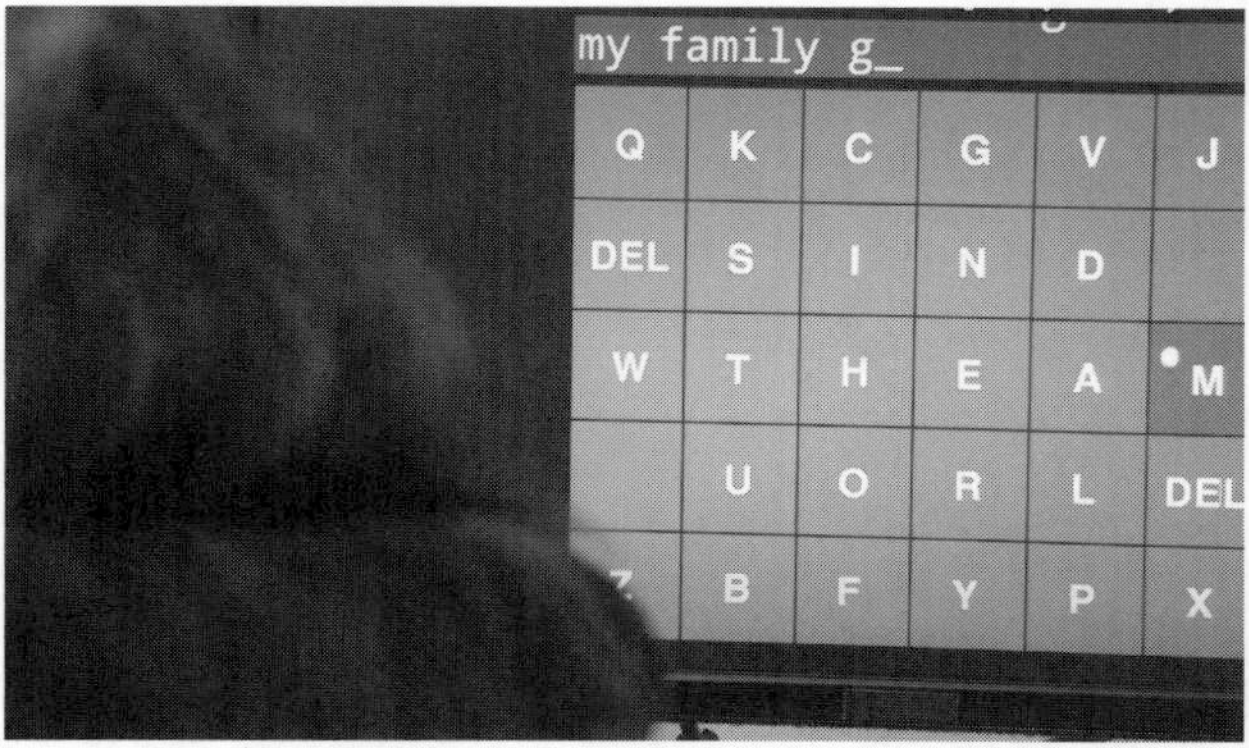

図 1-15　念じることで文字を入力する実験。一覧表の中から、入力したい文字をカーソルで指定する方式を採用している

出典：Brain-computer interface advance allows fast, accurate typing by people with paralysis

前述のように、米国のようなアルファベット圏では本来単語数で入力速度を計測するところだが、あまりにもスピードが遅すぎて文字数で測るしかなかったのだろう。1単語を平均5文字と換算すると、この速度は「毎分0・3〜0・82単語」に相当する。

つまりフェイスブックが目指す「毎分100単語」は、過去の非侵襲型BMIによる最高記録の優に100倍以上。また、より高速である侵襲型BMIの最高記録（前述のスタンフォード大学による実験結果）と比べても、優に10倍以上となる。これが周囲から野心的な目標と見られた所以《ゆえん》だ。

頭の外側から、どう思念を読み取るのか

それまで世界各国の大学などで研究開発されてきた非侵襲型のBMIは、人間の脳波を外部から計測する「EEG（ElectroEncephaloGram）」という技術に頼るケースが多かった。脳波とは、脳を構成する無数のニューロン（神経細胞）の集合的な電気活動を頭皮上につけた電極などから測定したものだ。

たとえば私たちがリラックスしているときには「アルファ波」、逆に集中しているときには「ベータ波」と呼ばれる脳波が発生することはよく知られているが、脳波から判明するのは所詮、そうした言わば「ムード（気分）」のような脳の状態に過ぎない。この方式では、どんなに工夫を凝らしたところで文字入力の精度やスピードには限界があった。

そこでフェイスブックのＢＭＩ開発責任者であるデューガン氏は、このＥＥＧとはまったく異なる「光学画像（optical imaging）」と呼ばれる技術方式を提唱した。これは近赤外線を使って、脳の状態を外部から読み取る技術で、これまでには存在しない技術であるという（つまりフェイスブックが独自に開発することになる）。

近赤外線は波長が０・７～２・５マイクロメートルの電磁波（光）だが、この波長の光を人間の頭部に照射すると頭蓋骨や髄膜を透過して脳に到達する。これによって脳内の血中酸素濃度、ひいては脳の活動状態を詳しく知ることができるのだという。

ただ、デューガン氏がこの光学画像方式を提唱すると、周囲のＢＭＩ研究者の中には疑念の目で見る人たちも少なくなかった。理由の一つに、デューガン氏が詳細な情報を明らかにしなかったことがある。

彼女は「脳が活動する際の一瞬の変化を高速にスキャンして光学画像を作ることができれば、従来とは比較にならない速さで脳の動きを把握できるはずだ」と述べていたが、脳の血流は読み取ったり解読したりするのに時間がかかることが専門家の間で知られていた。この難しい課題をどう解決するのか、その具体的な方法は示されなかった。

デューガン氏はまた「脳の言語処理に関わる領域を対象に研究を進めていく」と述べていたが、そうした領域は発話を司《つかさど》る「ブローカー野《や》」や言語理解を司る「ウェルニッケ野」など多岐に亘り、デューガン氏が具体的にはどの領域を指しているのか不明だった。

また、これら多数の領域が複雑に絡み合って実現される言語処理メカニズムはその全貌解明に程遠く、この段階で彼女が主張するように脳から念じるだけで正確・高速な文字入力が実現するとは考え難かった。

デューガン氏は2016年から2017年までフェイスブックでBMIの研究開発を指揮したが、その間、特にこれといった成果が発表されることはなかった。2017年10月、彼女は自身のツイッターで「年が明けたら私はフェイスブックを退社し、新しい企て(endeavor)を開始し、それを指揮することに集中する」と発表した。

彼女の言う「新しい企て」とは恐らく何らかのスタートアップ企業のことだが、結局、そのような会社を自ら興《おこ》すことはなかったようだ。2020年5月、デューガン氏はヘルス分野の有望なスタートアップ企業を支援する投資団体のCEOに就任した。

一方、フェイスブックはデューガン氏が2017年まで率いてきたBMI研究部門を解

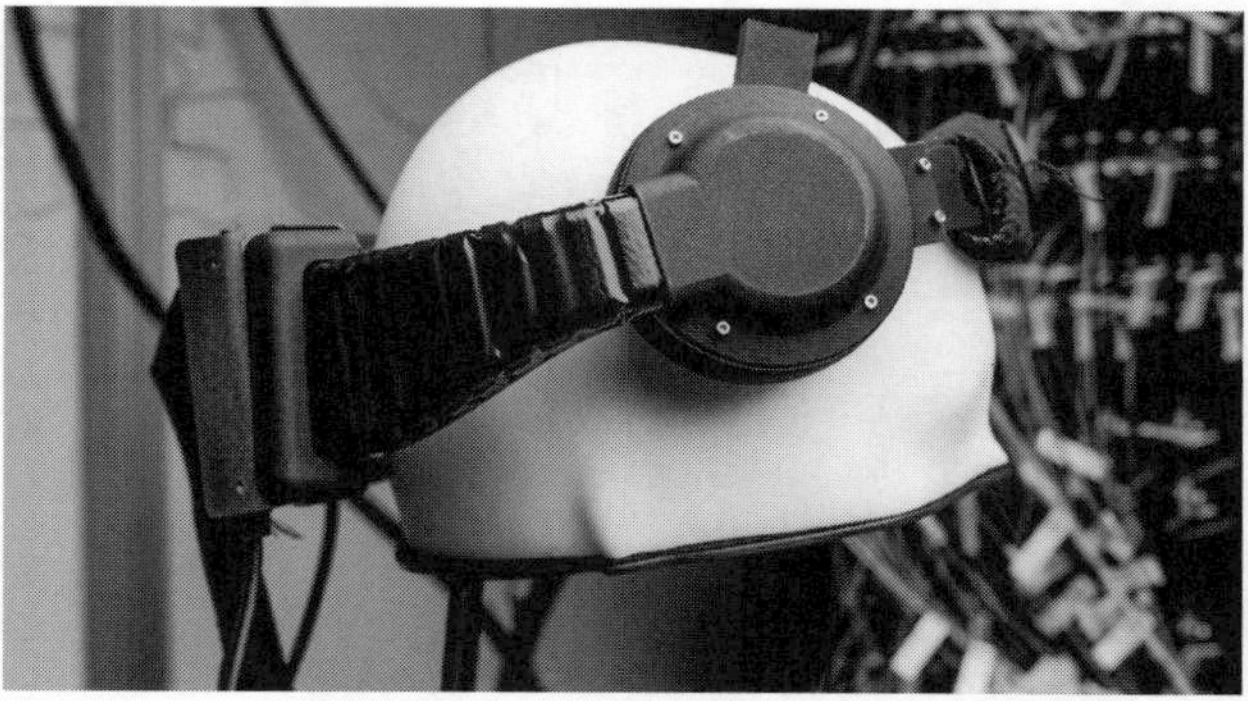

図1-16　フェイスブックが2020年に公開したウエアラブル端末の試作機。これを頭に被ると、脳で念じるだけでスマホなどIT端末に文字を入力できるという
出典：Here's How Facebook's Brain-Computer Interface Development is Progressing, IEEE Spectrum

散し、新たに「リアリティ・ラボ」と呼ばれる基礎研究所を創設。ここでデューガン氏らの研究成果を引き継いで非侵襲型BMIの開発を再開した。

2020年2月、リアリティ・ラボはこれまでの研究成果として、ヘルメット型のウエアラブル端末（試作機）を公開した（図1-16）。

この端末は光学画像方式のBMI技術を採用しており、これを頭部に装着すると脳で念じるだけでパソコンやスマホに文字を入力できるという。ただ、試作段階ということもあって、文字入力のスピードや精度など詳細は明らかにされなかった。もちろん、実物を使ってのデモもなかった。

フェイスブックの狙いと落とし穴

フェイスブックはこのヘルメット以外に、眼鏡型のAR（拡張現実）端末にBMI機能を搭載することも検討した。因みにARとは、ゴーグルなどのウエアラブル端末を通して見る現実空間に、ゲーム・キャラクターのような仮想イメージを重ね合わせて表示する技術だ。これらの技術がいずれ実用化の段階に達した暁《あかつき》には、自社のソーシャル・メディア（SNS）に応用することを狙っていた。

欧米などアルファベット圏では、人々がスマホで文字を打つ速度は、毎分20単語（100文字）程度と言われるが、BMIで脳に思い浮かんだ言葉を直接IT端末に送信できるようになれば、その5倍となる毎分100単語の入力が可能になるという。

これは既に同社を退社したデューガン氏が主張していたことだが、仮にそこまで高速のBMIを実現できなかったとしても、スマホのタッチパネルなどに比べれば、速く手軽にフェイスブック上で情報を入力できるようになるだろう。それは同サイトの利用頻度、ひいては広告収入の増加へとつながるはずだ。

ただ、そこには思わぬ落とし穴も指摘されている。もしも本当に脳から直接情報を入力できるようになれば、本来フェイスブックに載せてはいけない「本音」「本心」といったものが、うっかり書き込まれてしまう恐れがあるのだ。

たとえば会社の上司がゴルフ場でのプレーの様子をビデオ撮影して、フェイスブックに投稿したとしよう。これに対し、部下がスマホから「ナイスショット！　プロ並みの美しいフォームですね」とコメントを書き込んだとしても、本心はその正反対であるケースが少なくない。

それは単に上司と部下の関係に限らない。もしもスマホのタッチパネルを使う代わりに、脳に思い浮かんでくる率直な感想や気持ちがフェイスブックに直接掲載されてしまえば、一般の人間関係が破綻してしまうかもしれない。

もちろんフェイスブック側でも、こうした懸念があることは承知しており、「脳による文字入力」プロジェクトに関するプレス・リリースの中で次のように断っている。

「これは頭の中でランダムに思い浮かぶことを（フェイスブックに）載せるための技術ではありません。あくまで貴方が誰かとシェアしようと決めた『言葉』を載せるための技術なのです」

こうした主張には技術的な裏付けがあるという。

フェイスブックのリアリティ・ラボでは、カリフォルニア大学サンフランシスコ校医学大学院・神経外科のエドワード・チャン教授らのチームに研究資金を提供している。

　チャン教授らは脳卒中で言葉を話せなくなった患者らを対象にした臨床研究で、脳の中で発話行動に使われる唇や舌、喉頭や顎《あご》などの筋肉を制御する「感覚運動野」と呼ばれる領域にセンサーを埋め込み、実際に話そうとしている言葉を推定する技術を開発している（詳細は第2章で紹介）。

　フェイスブックはこの侵襲型の技術を非侵襲型に応用して、自社製品に採用しようと考えた。その場合、頭の中に次々と思い浮かんで来ることではなく、あくまでこれから話そうとする言葉をソーシャルメディアに書き込むことになるので、うっかり本心を吐露してしまう恐れはないというのだ。

　チャン教授によれば、将来はＢＭＩで人の心を読めるようになるかもしれないが、少なくとも現時点では、話そうとする言葉をコンピュータ画面などに表示することしかできないと言う。


隠された欲望を洗い出し、消費意欲を掻き立てる

　フェイスブックやニューラリンクでは、いずれ以上のようなＢＭＩ技術で脳からの信号をキャッチし、それを使って念じるだけでビデオゲームを操作したり、自動運転車やドローンを自分の近くまで呼び寄せたりするサービスなども検討しているようだ。

しかし、これら企業の秘かな、そして究極の目標はまったく別のところにある、と見る向きもある。脳の動きから人の心を解読し、私たちの隠された欲望や消費対象を洗い出して、ターゲティング広告やマーケティングなどのビジネスチャンスにつなげることではないか、というのだ。

いや、そればかりか、BMIを使えば私たちの脳に新たな消費意欲を掻《か》き立てることも可能という。

たとえば特殊なヘルメットや眼鏡などウエアラブル端末を介して、企業が私たちの脳に新製品の購買欲を直接書き込むといったケースが考えられる。つまり「このお菓子を食べたい」、「あの服を買いたい」といった欲求が、実は私たちの心に自然に湧き上がったものではなく、それらのメーカーが私たちの脳にこっそり植え付けたものになるというのだ。

もちろん、これらの見通しは今のところ単なる臆測の域を出ない。そもそも「脳と心」の研究はこれまで「意思決定」や「情動反応」など各種の心理作用が脳のどの領域で起きるのか、といった初歩的な知見しか得られていない。この段階で果たして、そんなSFまがいのことを事業化できるのか疑わしい面もある。

一方で、巨大ＩＴ企業の潤沢な資金力と大胆な実験・研究開発によって、少なくとも脳と心の関係についての理解が一気に深まる可能性は高い。それは人間の本質に関わるテーマであるだけに、実はＩＴ業界の参入を待つまでもなく、以前から心理学者や脳科学者らによって多彩な研究が進められてきた。

脳がどう働くことによって、私たちの心や意識は生まれるのか？　逆に外部から脳に働きかけることによって人間の気持ちや心理を操り、ひいては嗜好や習慣などを変えることはできるのだろうか？　これらの問いかけは、私たちの最も身近に潜む究極の謎、永遠のテーマと言えるかもしれない。

続く第2章では「脳と心の関係」を巡る科学研究と、それに基づくＢＭＩ開発の最前線をつぶさに見ていくことにしよう。

第2章

脳から心を探り操る科学の最前線

脳科学の発達を促した20世紀の電気・電子技術

星空の彼方《かなた》を目指す宇宙開発と並んで、「人類最後のフロンティア」と言われる私たちの脳。日本や欧米、中国など主要国・地域では今、巨額の予算を投じて、脳の全容を解明するための研究プロジェクトが進行中だ。

これらに代表される現代の脳科学は別名「神経科学（neuro-science）」とも呼ばれ、元々、スペインの解剖学者サンティアゴ・ラモニ・カハール（Santiago Ramón y Cajal）が19世紀末に描いた脳標本の見取り図に端を発する（図2－1）。

それ以前は脳を一種の連続的な物質と見る学説もあったが、カハールはゴルジ染色法と顕微鏡を使った精密な観察によって、脳は主に「ニューロン（神経細胞）」という非連続の単位から構成されていると主張。また個々のニューロンは「細胞体」や「軸索《じくさく》」、「樹状《じゅじょう》突起《とっき》」などの部分からなり、「シナプス」と呼ばれる箇所で互いに接合していることを提唱した。

これらはのちに科学的に立証され、その業績によりカハールは1906年にノーベル生理学・医学賞を受賞した（ただしニューロンをはじめ各々の呼称は、のちに別の科学者らによって命名された）。

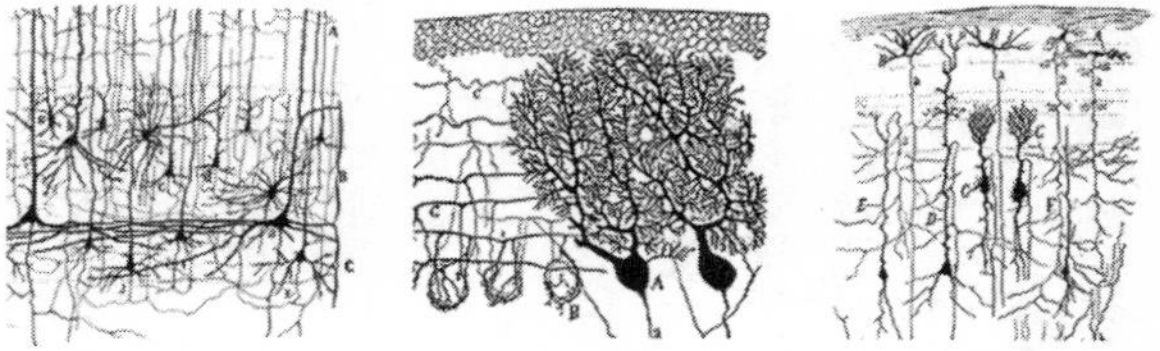

図2-1　カハールが描いた脳のスケッチ
脳は均質で連続的な物質ではなく、ニューロンという非連続な単位が無数につながったネットワークであることが分かる
出典：Computational Neuroscience, Rajesh P.N. Rao, Adrience Fairhall, University of Washington, Coursera

以来、優に100年以上の長きに亘って世界中で脳の研究が続けられ、今では私たちの「意識」や「心」は、それら無数のニューロンの電気・化学的な活動の総体と考えられている。

が、逆に言うとそこから先の理解を深めるのは極めて難しく、未だに多くのことが謎に包まれている。一部科学者の間では、「今の脳科学は物理学にたとえれば、未だ16世紀のガリレオ・ガリレイの時代にある」という意見さえ聞かれる程だ。

もちろん脳を構成するニューロンの構造や物理・化学的性質などはかなり分かってきた。また近年、(後述する)「fMRI」など脳の機能部位を測定する技術の進歩によって、私たちが何かを見たり感じたり考えたり動かしたりしたときに、脳のどの部分が活動しているか、といったデータも大量に得られるようになった。さらに「眼底の網膜《もうまく》」や「大脳皮質の視覚野《しかくや》」など中枢神経系の一部の領域では、その情報処理の仕組みも詳しく解明されつつある。

しかし問題は、それら部分的かつ多面的なデータや知識を統合し、脳の全体像やその働きを説明する統一理論がまだ生まれていないことだ。

たとえば「言語」や「思考」、あるいは「心」や「意識」といったものが脳の内部でどのように形成されるのか？　多少専門的な言い方をすれば、私たちの脳を構成する1000億個とも言われるニューロンのネットワークがどのような仕組みで、そうした高度で深遠な情報処理を実現しているのか？

あるいは認知症やパーキンソン病など、深刻な神経疾患がどのように引き起こされるのか？　これら重要で切実な問題は、現時点でほとんど解明されていない。逆に言えば、それらの謎を解き明かすことこそ、まさに人類最後のフロンティアである脳科学に課せられた最大の使命と言えるだろう。

未だ深い謎に包まれているとはいえ、脳の働きを科学的に探ろうとする試みは、それを支える電気やエレクトロニクス（電子工学）の技術によって段階的な進歩を遂げてきた。

20世紀前半にはポーランドやドイツ、英国など欧州の科学者らによって「EEG

(ElectroEncephaloGram)」という技術が開発され、人間の頭皮につけた電極から脳内の電気信号を測定できるようになった。これが今でも医療や研究の現場で使われている「脳波」である。

この脳波を見ることにより、たとえば私たちが「リラックスしているときと集中しているときの違い」や「覚醒と睡眠の別」などを判定できる。あるいは「癲癇など機能障害の確認」、さらには「生死判定」なども脳波で行なえるようになった。

ただ、脳波から分かることは、私たちの身体や精神に関して現れる包括的な状態や症状などに限られた。

むしろ「脳の諸機能」に関する精密な分析が可能になり、その内部まで踏み込んだ研究が本格化してきたのは20世紀の後半からだ。

特に１９９０年代は米国政府によって「脳の10年」と位置付けられ、重点的な取り組みの結果として、脳科学の幾つかの分野で大きな進展が見られた。

たとえば１９９２年、当時、米ベル研究所に在籍していた小川誠二《おがわせいじ》博士（現・東北福祉大学特別栄誉教授）らが開発した「ｆＭＲＩ」は脳の研究に革命をもたらした。

ｆＭＲＩは「ＭＲＩ（核磁気共鳴）」の技術を使って、人間の脳の血流動態反応を画像化

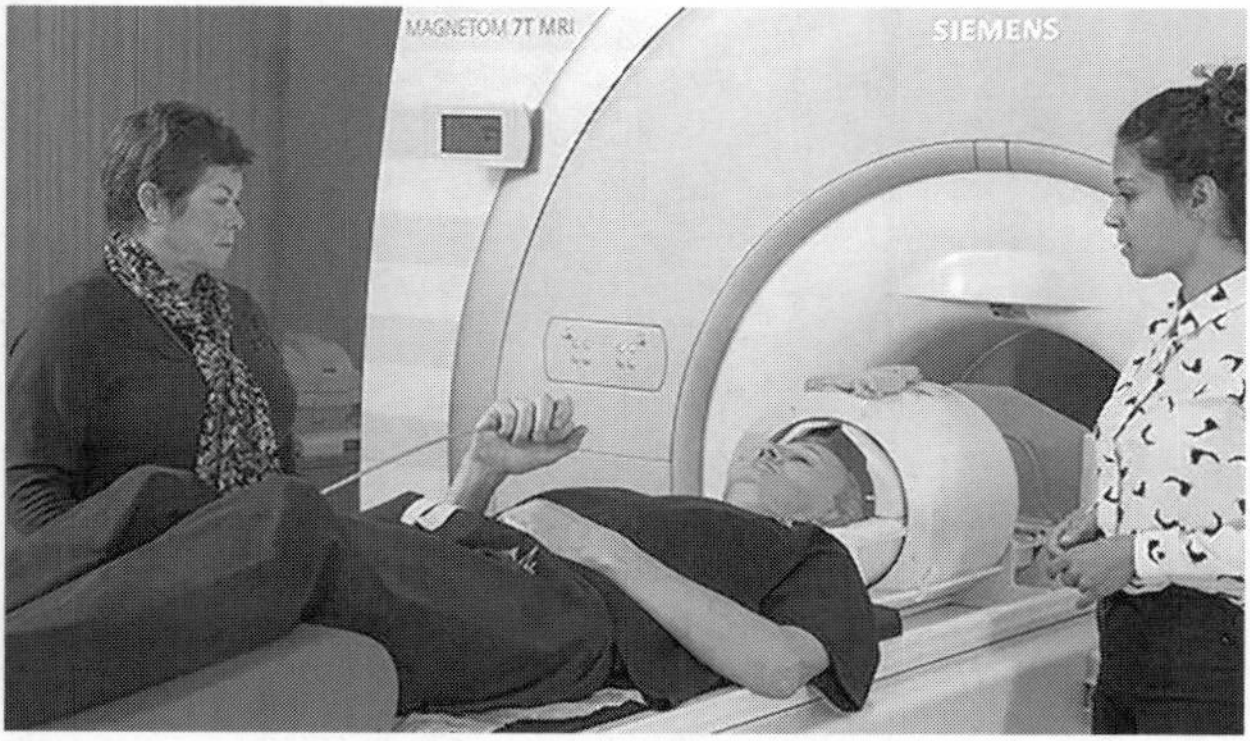

図 2-2　fMRIの装置で頭部（脳）を診断される被験者
出典：Introduction to FMRI

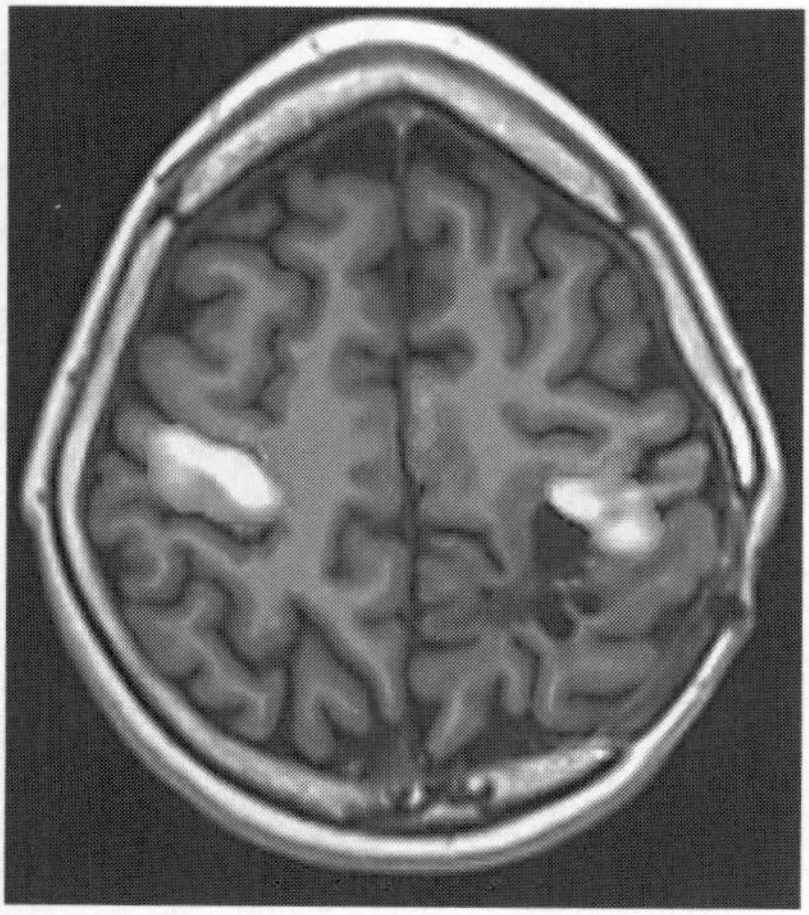

図 2-3　fMRIで撮影された脳の活動部位
たとえば何かを見たり、感じたり、考えたりしたときに活動している領域が強調して表示される

出典：Functional Magnetic Resonance Imaging (fMRI)

する装置である（図２－２）。これによって、脳のさまざまな機能活動が脳のどの領域（部位）で起きているかを視覚的に判定できるようになった（図２－３）。

たとえば、ある人が言葉を発している最中、その人の脳をｆＭＲＩで測定すれば、その時点で脳のどの部分が活動しているかが一目で分かる。これによって発話機能を司る脳の領域が特定できる、といった具合だ。

「傷」の痛みも「失恋」の痛みも脳の中では同じ

このケースから分かるように、本来ｆＭＲＩは「発話」「思考」「感覚」あるいは「手足の動き」など人間の諸機能から遡《さかのぼ》って、それに対応する脳の活動領域を探るための技術だ。逆に、ある時点で活動している脳の領域から、それに対応する諸機能を（ｆＭＲＩを使って）割り出すのは難しい。

そんな禅問答のようなことを言われても分かりにくいと思うので、以下のような具体的事例をもとに説明してみたい。

あるときｆＭＲＩの研究者が、図２－４のような脳の活動領域を（脳疾患を専門とする）医師に提示した。これを見ると、「前帯状《ぜんたいじょう》領域」「視床《ししょう》」「二次メタ感覚皮質」など特定

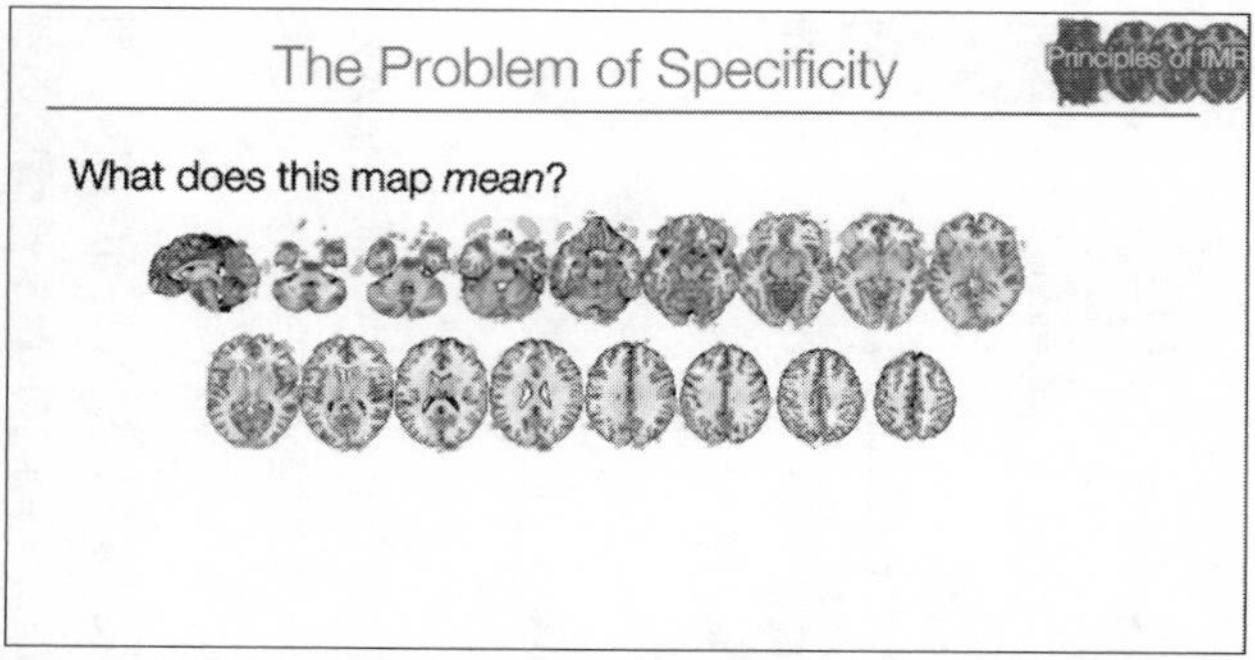
The Problem of Specificity
Principles of fMRI
What does this map mean?

図2-4　fMRIを使って測定した「痛み」を示す脳の活動領域。火傷のような肉体的苦痛でも、失恋のような精神的苦痛でも、脳の同じ領域が活動している
出典："Principles of fMRI 2," Tor Wager, Martin Lindquist, Johns Hopkins University, Coursera

の領域が活発に活動していることが分かる。これらは一般に切り傷や火傷《やけど》などによる「痛み」を感じたときに活動する脳の領域なので、医師が「この被験者は（肉体的な）痛みを感じているのではないか？」と問うたところ、研究者は「そうではない」と言う。

「では、何のせいだ？」と問い直すと、「これらは自分（の恋愛感情）を拒絶した人の顔を見ているときに反応（活動）する脳の領域だ」という答えが返ってきた。つまり痛みは痛みでも「失恋の痛み」というわけだ。

失恋の「痛み」とは厳密には一種の比喩に過ぎないはずだが、脳の活動領域を見る限り比喩では済まない。つまり失恋のような精神的苦痛も裂傷や火傷のような肉体的苦痛も、それらに対応して

脳の同じ領域が活動していることがｆＭＲＩによって分かったのだ。

別の見方をすれば、ｆＭＲＩだけでは一体どちらが本当の原因なのか判定できないことになる。つまりｆＭＲＩ本来の使い方とは逆に、脳の活動している領域から、それらに対応する人間の「感覚」「感情」「行動」など諸機能を割り出すのは非常に難しい。

脳の動きから実際に目で見ているものを再現

しかし、それは必ずしも不可能ではない。ちょっと専門的になって恐縮だが、この種の実験から得られる大量のデータに、原因と結果の因果関係を反転させるベイズ定理を適用する。あるいは最近流行《はや》りのＡＩ技術を適用するなどの工夫を施せば、脳の活動部位から人間の諸機能へと遡ることも（ある程度までなら）可能だ。

実際、２０１１年には日米の研究者らがそうした手法により、本来とは逆の方向にｆＭＲＩを使って興味深い研究成果を導き出した。

この研究（実験）を行なったのは、カリフォルニア大学バークレイ校・心理学部のジャック・ギャラン（Jack Gallant）教授と西本伸志博士《にしもとしんじ》（現在は大阪大学大学院生命機能研究科・教授）らの研究チームだ。彼らはｆＭＲＩを使って、脳の視覚野の動きから実際に被験者が目で見ている物や景色などを再現しようとした。

この研究ではｆＭＲＩとともに、ＡＩの一種である「機械学習」と呼ばれる技術が効果的に活用された。昨今のＡＩブームで注目を浴びている「ディープラーニング」のような機械学習技術は、大量のデータを解析して、そこから何らかのパターンを見出すことを得意とする。

このＡＩを使って、ギャラン教授らの研究チームが行なった実験の原理はこうだ——。

まず被験者に大量の動画を見てもらい、そのときの脳の様子をｆＭＲＩで測定する。すると動画に撮影されているさまざまなイメージに反応して活動する脳の部位が判明する。

これを多数の動画について繰り返し行なうと、さまざまな動画のイメージと脳の活動部位の対応関係が一種のビッグデータとして蓄積される。これをＡＩに機械学習させることによって、脳の活動部位のパターンから被験者が現在見ている動画の映像を再現できるはずだ。

この考え方に従って研究チームが実際にその実験を行なってみたところ、ＡＩによってコンピュータ画面に浮かび上がった何らかの景色や人物の肖像などは、実際にその被験者が見ているものを朧気《おぼろげ》ながら映し出したものだった。それは、まるで印象派の絵画のよ

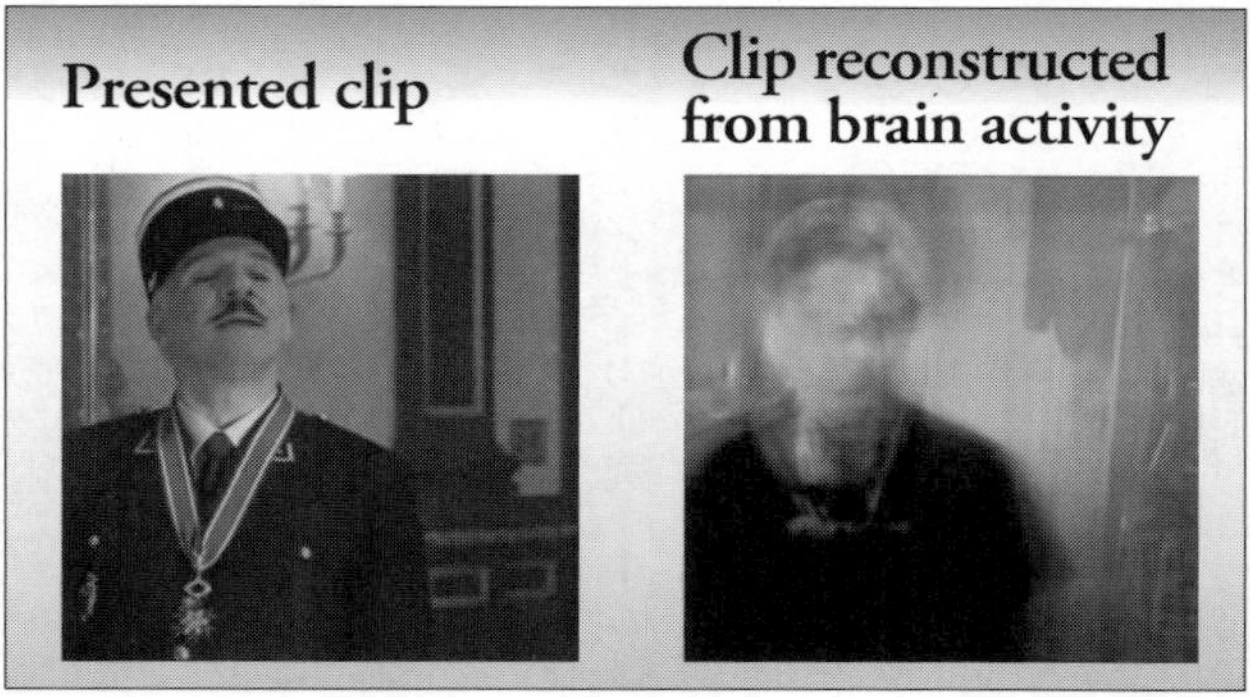

図2-5　脳の視覚野の活動パターンから、実際に目で見ている映像（この場合、人物の肖像）を再現した様子
出典：Movie reconstruction from human brain activity

うであった（図2－5）。

つまり研究チームは脳の動きを解読して、実際に目で見ているものを（ある程度まで）再現することに成功したのだ。ギャラン教授はこの研究成果を「（脳における）概念の萌芽を示したものだ」と自己評価している。

確かに視覚情報は概念を形成する第一歩であることから、これは単なる自画自賛ではない。実際、彼らの研究成果は国内外で非常に高い評価を受けた。

脳内信号でロボット・アームを操作

ギャラン教授らが行なった研究は、ある意味でBMIの一種と見ることもできる。それはfMRIなどのマシンを使って脳の外部からその働き方を見る非侵襲型の技術だが、その一方で被験者の脳に特殊な装置を埋め込んでロボット義肢を操作したり、麻痺した手足を動かすなど侵襲型BMIの研究も世界各国で盛んに実施されてきた。

それらの中で最も有名なのは、1990年代後半に米国政府が資金を出して始めた「ブレインゲート（BrainGate）」と呼ばれる研究支援プロジェクトだ。これを通じて、全米の多くの大学や研究所、総合病院等が侵襲型のBMI開発に取り組んだ。

もちろん最初は動物実験である。

ブラウン大学の研究チームは2002年、猿の脳に約100個の電極を埋め込み、これらを介して猿が思念でビデオゲームを遊ぶことができるようになった。第1章で紹介したニューラリンクのマカク猿を使った動物実験の先行事例と言えるだろう。

2008年にはピッツバーグ大学の研究チームが同様の実験を行ない、猿が自分の脳から念じることでロボット・アームを操作し、餌を食べることに成功した。

これと前後してBMIは、人間の被験者を対象にした臨床研究の段階に突入した。

そこでは、重い病気や怪我で身体が麻痺した患者らの頭蓋骨を切開して、その大脳皮質にセンサーや半導体チップからなる（脳内の電気信号の）読み取り装置を埋め込んだ（図2

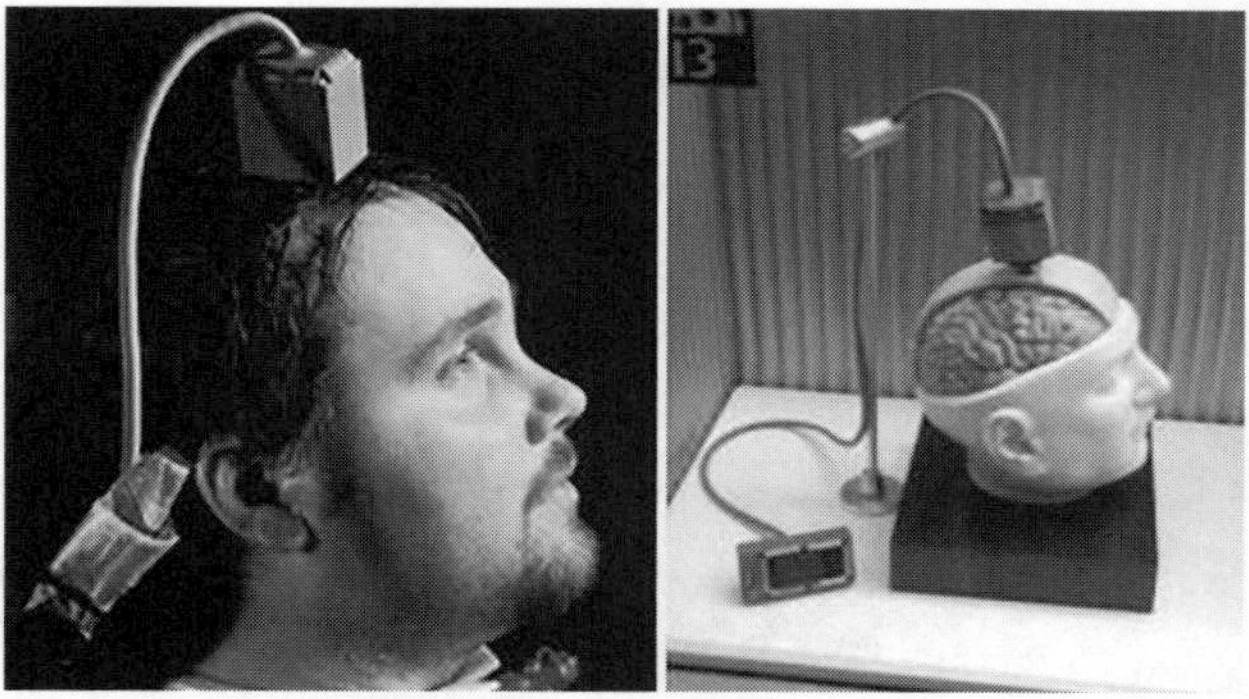

図2-6　ブレインゲートで開発された脳内信号の読み取り装置
出典：Braingate: The Brain-Machine Interface

－6）。この装置とコンピュータなど各種マシンをケーブルで接続し、患者が脳内の電気信号（思念）でこれらを操作できるシステムを構築した。

これを使って2006年に実施された臨床試験では、ALS（筋萎縮性側索硬化症）の患者が脳から念ずることでコンピュータのカーソルを動かし、翌2007年には脳卒中で身体の麻痺した患者が同じく思念で車椅子を動かすことに成功した。

これらの研究成果をベースに、アメリカ国立神経疾患・脳卒中研究所（NINDS）は、より柔軟で操作性の高いBMIシステムを開発。四肢の麻痺した女性患者が思念でロボット・アームを操作し、ボトルのコーヒーを飲むことができるようになった（図2－7）。2012年に発表された研究成果である。

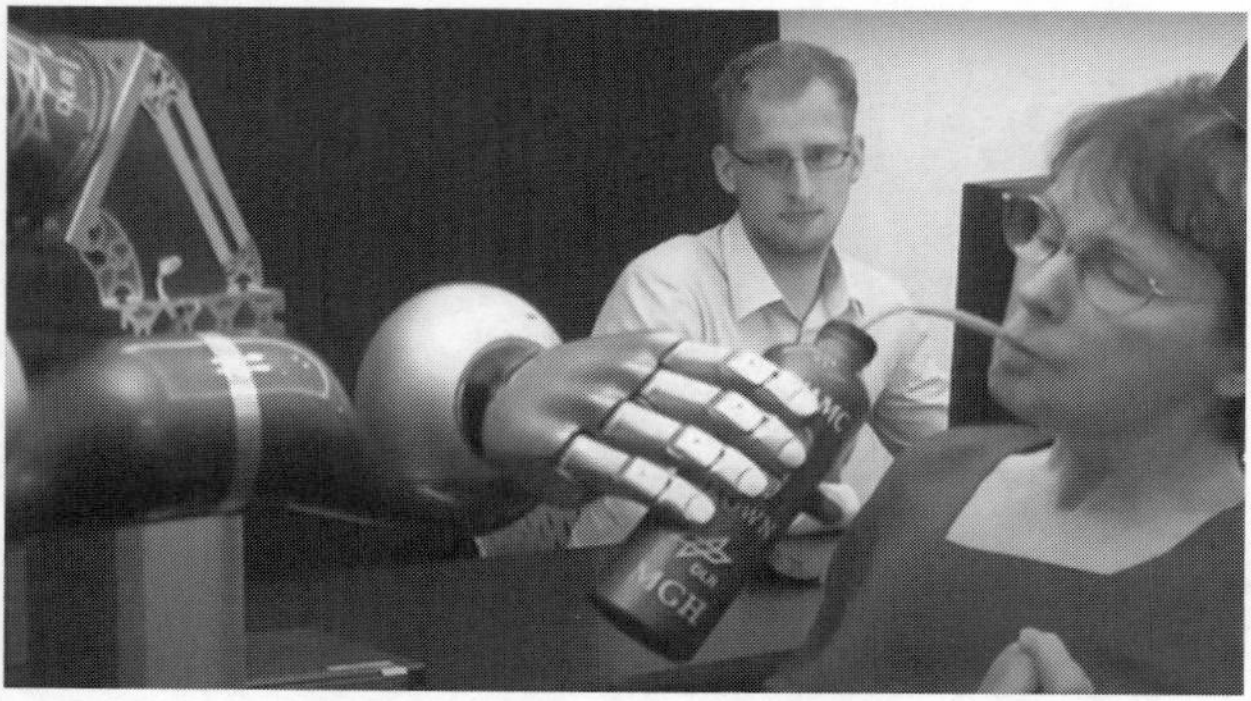

図 2-7　ブレインゲートのBMIを使って、身体麻痺の患者がロボット・アームを操作する様子
出典：Thoght control of robotic arms using the BrainGate system

BMIで四肢の自由を取り戻す研究も

事故や病気で身体の麻痺した患者が、BMIで再び活動の自由を取り戻すことには計《はか》り知れない程大きな意味がある。

臨床試験とはいえ、自らの意思でロボット・アームを操作し、ボトルのコーヒーを飲むことができた女性患者は、その達成感と喜びから感極まったような表情を見せた。彼女が誰の手も借りず、自力で何かをやり遂げたのは15年振りであったという。

やがてBMIの研究者たちは、こうした患者がロボット・アームではなく、麻痺した自らの四肢を再び動かせるようになることを目指し始めた。

その最初のケースと見られるのが、同じくブレインゲート・プロジェクトに参加していた米ケース・ウエスタン・リザーブ大学における臨床研究だ。２０１０年頃に開始された同研究の被験者となったのは、その数年前に自転車事故による脊髄損傷で首から下が麻痺した男性患者だ。

ケース・ウエスタン・リザーブ大学の研究チームは、この患者の右半身を制御する左脳運動野に（第１章で紹介した）「ユタ・アレイ」と呼ばれる電極と半導体チップなどからなる読み取り装置を埋め込んだ。この装置は患者の頭部から突き出た連結部を介して、通信ケーブルでコンピュータに接続される。

一方、この患者の右腕の筋肉にも受信用の電極が埋め込まれた。患者が右腕・右手を動かそうと念じると、左脳運動野から発せられた電気信号が通信ケーブルを通ってコンピュータに伝送される。

コンピュータの機械学習ソフトがこの電気信号を解析し、腕や手を動かすための操作信号へと変換して患者の右腕に送信する。この操作信号を右腕に埋め込まれた電極が受信することによって、患者は麻痺していた右腕と、その末端にある右手を再び動かせるようになる、という仕組みだ。

この臨床試験のポイントは、患者の脳から発せられた信号が損傷した脊髄をバイパス

（迂回）して外部のコンピュータへと送信され、これが脊髄の代役を果たすことによって再び腕を動かせるようになることだ。この種のＢＭＩは「ニューロバイパス技術」、それを患者に施すための医療措置は「ニューロバイパス手術」と呼ばれる。

ただ、その効果を引き出すためには、手術を受けた患者がある種のトレーニングを行なう必要がある（この点は、前述のロボット・アームでコーヒーを飲むことに成功した女性も同じだ）。そこではディスプレイに表示された手本となる動画を見ながら、その通りに腕や手を動かそうと脳で念じる。

これを患者が何度も辛抱強く繰り返すと、その過程で脳の運動野が発する電気信号などのデータが大量にコンピュータに蓄積される。これを機械学習ソフトが解析することで、左脳運動野から発せられる電気信号と右腕・右手の動きを正しくマッチングさせることができる。

この手術とその後のトレーニングによって身体の自由をある程度まで取り戻した男性患者の様子が、２０１７年に同大学のホームページ上に動画で公開された（図２-８）。

そこには補助器具を装着した状態ではあるが、男性が自らの意思で、それまで麻痺していた右腕を慎重に操って、マグカップからストローで水を飲んだり、フォークで料理を口

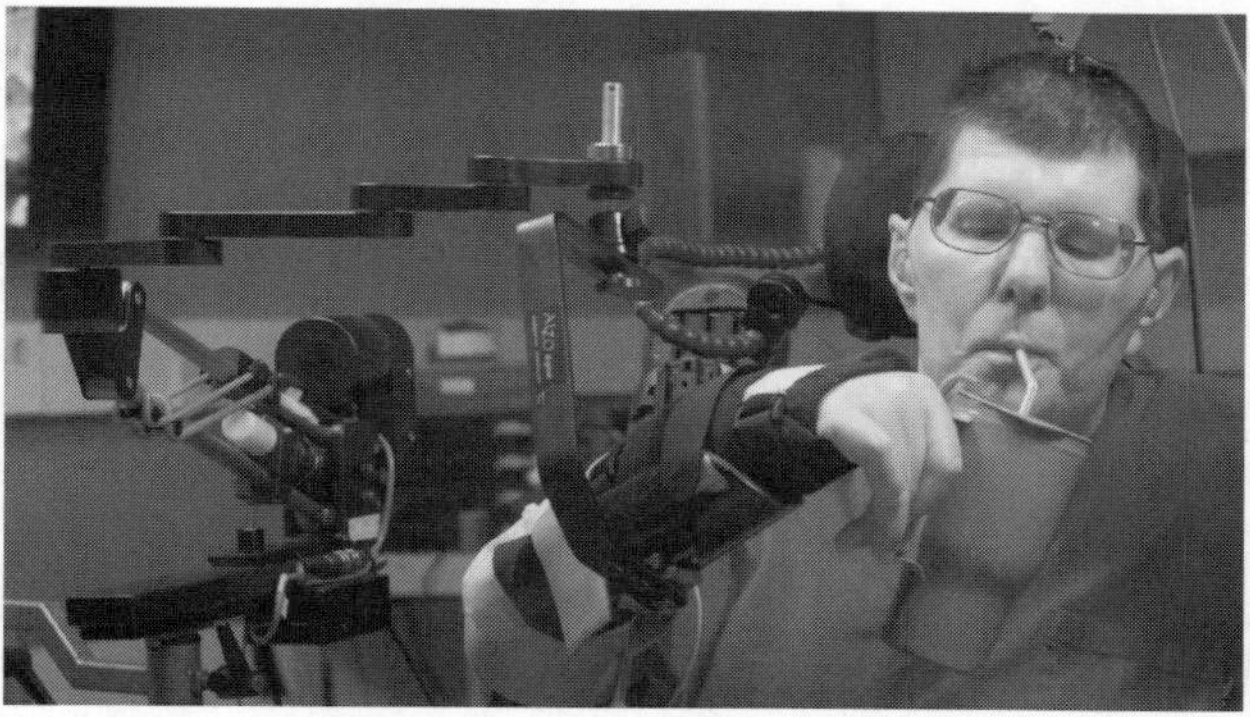
図2-8　ニューロバイパス手術で右手の自由をある程度まで取り戻した男性患者
出典：Man with quadriplegia employs injury bridging technologies to move again—just by thinking

に運ぶ様子が撮影されている。

この臨床試験が終わると間もなく、男性患者は（この研究とは無関係の原因で）他界した。生前の彼は「誰かが、このような研究を行なわねばならない（それは自分だ）」と語っていたという。

また、ほぼ同じ頃、米オハイオ州のバッテル記念研究所では、少年時代の水難事故による脊髄損傷で胸から下が麻痺した男性患者が、同じくBMI技術によって身体活動の自由を取り戻すための臨床研究が実施された。

前述の男性患者とほぼ同様のニューロバイパス手術とその後のトレーニングを経て、この患者も右手の自由をある程度取り戻すことができた。それによってボトルの水をグラスに注いだり、クレジットカードをカード読み取り機に通したりする

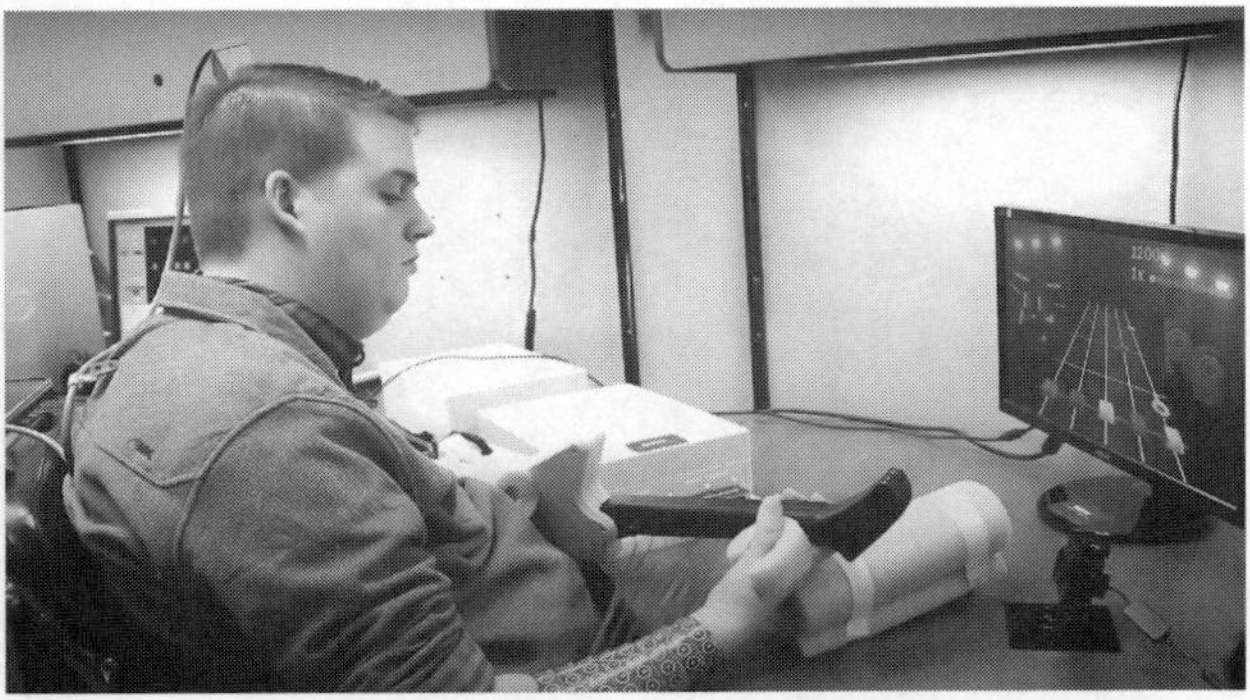

図2-9　脊髄損傷で身体が麻痺してから3年半後、ニューロバイパス手術を経て、右手を使ってビデオゲームで遊べるようになった男性患者
出典：Thought-reading AI helps a person with quadriplegia play Guitar Hero

ばかりか、「ギターヒーロー」というビデオゲームで遊べるようにまでなった（図2－9）。

因みに、前述の男性患者とこの男性患者とでは1点だけ大きな違いがあった。

それは、前者では脳からの信号を受信する電極は腕の筋肉に埋め込まれたが、後者では受信用の電極は腕（前腕部）にバンドのような形で巻きつけられたという点だ。つまり後者のケースは、脳については侵襲型だが腕については非侵襲型という折衷型のBMI技術であった。

いずれにせよ、こうした手術を受け、脳内に電極や半導体チップなどを埋め込まれた患者（被験者）は、これまでのところ世界全体で数十名は存在すると見られている。ただ、あくまで臨床試験なので、それが無事に終わると被験者の脳から（基本的に）読み取り装置は取り外されることになっている（中には例外もあるようだ）。これは長期間、脳に電極やチップのような異物を装着し続けることによる拒絶反応などの危険性を回避するためだ。

非侵襲型ＢＭＩで脳卒中患者のリハビリを行なう

とはいえ、ニューロバイパス手術やその後のトレーニングを経て、ある程度まで身体活動の自由を取り戻した患者から、臨床試験を終えたからと言って、その自由を奪うのは決して望ましいことではない。

もちろん、いずれは読み取り装置を脳内に半永久的に埋め込んで患者の完全社会復帰を実現するのが、侵襲型ＢＭＩを研究開発する科学者の最終目標であろうが、それまでにはまだ相当に時間がかかる。

そこで、脳への埋め込み手術を必要としないウエアラブル端末など非侵襲型のＢＭＩ技術によって、同様の成果を引き出そうとする研究開発も進められている。

慶應義塾大学理工学部の牛場《うしば》潤一《じゅんいち》准教授らの研究チームは、脳卒中などで身体機能の麻痺した人たちに向けた特殊なリハビリ装置を開発した。これはヘッドセット型の専用端

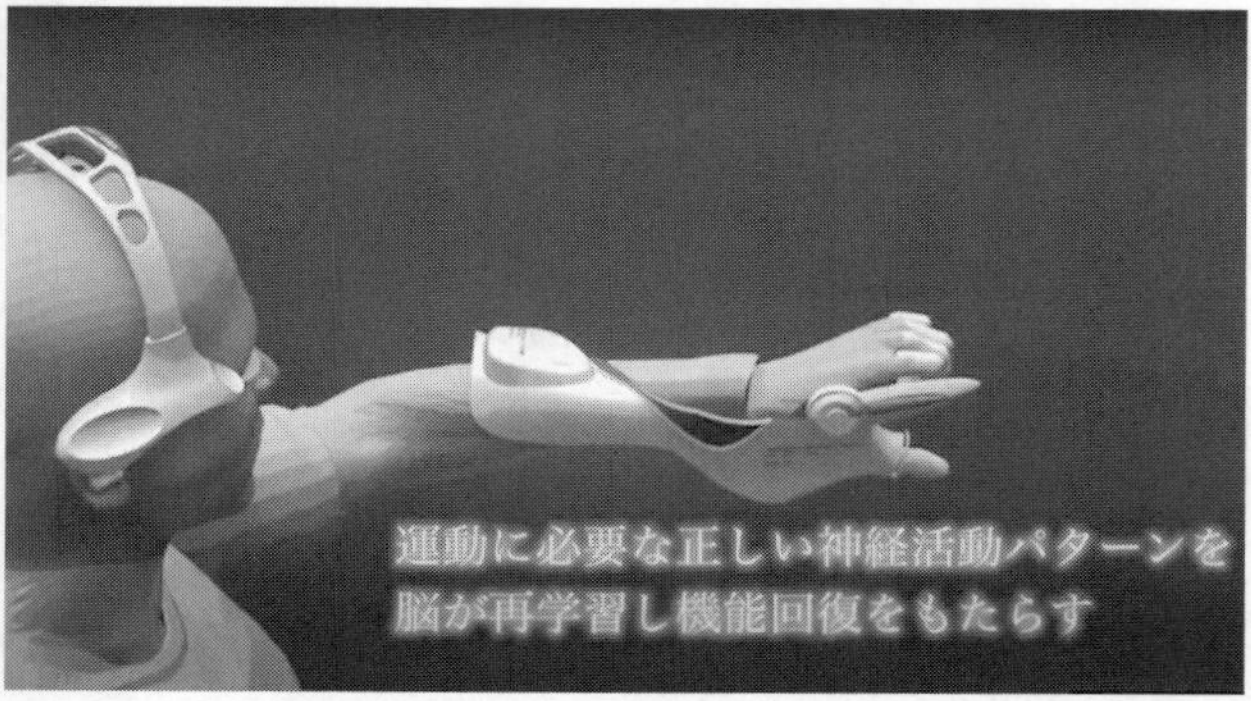
運動に必要な正しい神経活動パターンを
脳が再学習し機能回復をもたらす
図2-10　手術を必要としない非侵襲型BMIで、手が麻痺した患者のリハビリを行なう
出典：牛場研究室 【ニューロコネクトテクノロジー】 理工学部からの次代医療創出を目指して

末と、前腕部に装着する専用ロボットから構成される（図2-10）。

ヘッドセットをつけた患者が頭の中で「指を動かそう」と念じると、脳の損傷していない部分が信号伝達の迂回路を作ることによって電気信号を出す。この信号をヘッドセット型の脳波測定端末が拾い上げてAIで分析し、その指令に従って腕につけたロボットが指を動かす。

逆に「指が動いた」という情報は脳にフィードバックされ、このようなトレーニングを何度も繰り返すことにより、やがてリハビリ装置を外しても自分の意思で指を動かすことができるようになる。

患者は1日1時間のトレーニングを約10日〜2週間に亘って続ける。これまで数十名の被験者を対象にした臨床試験では、約7割に指の動きや筋肉の反応が見られるという結果を得た。

一例としては、40代で脳卒中を発症して左手が麻痺した男性が、このリハビリ装置を使ったトレーニングにより、物を摑んだり書類を押さえるなど日常生活に必要な動作ができるようになるまで回復したという。

スマホの指先入力に近づく速度に

怪我や病気で肢体が麻痺した患者にとって重要なことは、何らかの手段でパソコンやスマホなどのＩＴ端末を操作して日常生活の用を足したり、願わくば仕事に復帰できるようになることだ。

その場合、（牛場研究室の技術のように）リハビリで手足が動かせるようになればベストだが、もしもそれが叶わなければ脳から直接それら端末を操作するしかない。

実際、そのための研究開発は既に進められている。第1章で紹介したフェイスブックの「脳からの文字入力」プロジェクトはその一環と言えるが、そこで開発されるのは健常者を対象にした非侵襲型の技術だ。

一方、大学などによる、この種の研究は、そのほとんどが身障者を対象にした侵襲型の技術開発である。

２０２１年、米スタンフォード大学などの研究チームは脳で念じるだけで毎分90文字（18単語）のテキスト入力ができるＢＭＩ技術を開発。これは（第1章で紹介した）過去の最高記録である毎分39文字（8単語）を大幅に塗り替える記録だ。

この臨床研究の成果は同年5月、英国の科学誌ネイチャーに発表された。臨床研究の被験者となったのは首から下が麻痺した65歳の男性患者で、その脳にはユタ・アレイなどから構成される読み取り装置が埋め込まれている。

過去に比べて大幅なスピードアップを成し遂げた最大の要因は、脳で念じる際の入力方式を根本的に刷新したことだ。

これまでの方式では、患者はコンピュータのディスプレイに表示されたアルファベット文字・数字・記号などの一覧表の中から、念じることでカーソルを移動させ、文字や数字を1個ずつ選択して辛抱強く単語を構築していった。

これに対し今回は、予め患者に「文字や数字を手書きする様子」を頭の中で何度もイメージしてもらい、そのときに脳内で発せられる電気信号をＡＩに機械学習させた。手書きする文字や数字毎《ごと》に異なる、脳内信号の特徴（パターン）を見分けられるようにＡＩを訓練したのである。

こうしたＡＩによるパターン認識が一旦成立すると、次からは患者が頭の中でさまざまな文字（数字や記号なども含む）を手書きする様子を想像するだけで、各々の文字をパソコン画面に入力できるようになった（図2－11）。文字入力の精度は90パーセント以上と非常に高い。

因みに、アルファベット圏では同年代の健常者がスマホ（のタッチパネル）から指先で文字入力する平均速度は毎分１１５文字と言われる。脳から念じるだけで毎分90文字というスピードは、それにかなり近づいたことになる。


事故で言葉を話せなくなった男性が再び話せるように

ＢＭＩによる文字入力は、事故や病気で言葉を話せなくなった人たちに新たなコミュニケーションの手段を提供する。そうした患者の一人が２０２１年、脳から直接コンピュータを操作する技術により久しぶりの会話をすることに成功した（図2－12）。

この臨床試験を行なったのは、（第1章でも紹介した）米カリフォルニア大学サンフランシスコ校のエドワード・チャン教授らの研究チーム。被験者となった男性は、２００３年

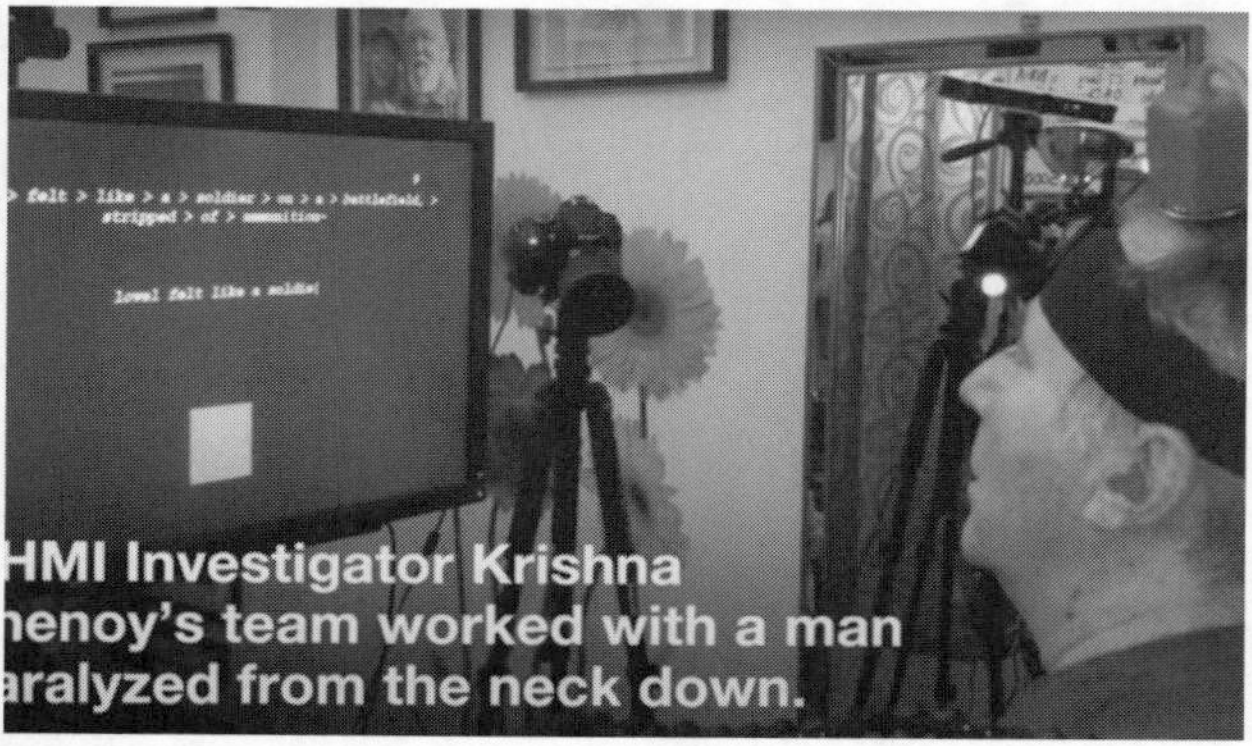

図2- 11　手足の麻痺した患者が脳で念じることで毎分90文字を入力
出典：Brain Computer Interface Turns Mental Handwriting into Text on Screen

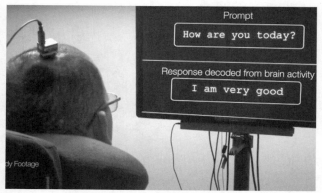

図2- 12　2003年の交通事故で話せなくなった男性が脳で念ずることで会話する様子
出典："Neuroprosthesis" Restores Words to Man with Paralysis, UC San Francisco (UCSF)

に交通事故後の脳卒中で発話能力を失っていた（いわゆる失語症）。

前述のスタンフォード大学などの臨床研究では、事故や病気で手足の麻痺した患者がＢＭＩ技術によって、脳から念じることでパソコンに文字を入力している。これらの患者の場合、その言語能力はまったく損なわれていなかった。

これに対し、チャン教授らによる臨床試験のように、事故や病気で言葉を話す能力を失った人間が、コンピュータの力を借りて再び〝話す〟ことができたのは史上初の出来事と見られている。

脳の電気信号をコンピュータが解読する仕組みとは

この男性患者の脳の表面には、予め手術で脳が発する「スパイク信号（電気信号）」の読み取り装置が装着されている。この装置は薄いシート状で、そこに１２８個の電極がついている。

第１章でも紹介したユタ・アレイように、従来のＢＭＩでは、こうした読み取り装置は超小型の剣山のような形をしており、それが脳の表層より若干内側の部分に「埋め込まれた」が、今回の臨床研究では、より広範囲に亘るシート状の読み取り装置が、脳の表面に

「置かれた」ような格好になっている（図2-13）。

この読み取り装置が取り付けられたのは、大脳皮質の「感覚運動野」と呼ばれる領域だ。ここは、私たち人間が何かを話すときに「顎」や「舌」、「声道《せいどう》」など発声器官を制御する脳の領域だ。

被験者の男性は18年前の事故以来、確かに話す能力は失われたが、脳の感覚運動野の能力は損なわれずに残っていた。このため臨床試験で男性が脳から何かを話そうと念じると、感覚運動野がまるで発声器官を制御するかのように、それらの発話運動に該当するスパイク信号を発する。

この信号を脳に装着された読み取り装置が拾い上げて、頭部から突き出た連結装置、さらに通信ケーブルを経由してコンピュータへと送信する。

このコンピュータに搭載されている機械学習ソフト「ディープラーニング」が、送られてきたスパイク信号を解読することによって、男性が話そうとした言葉（文章）がディスプレイに表示される。これによって周囲の人との会話が成立するという流れだ（図2-14）。

以上のシステムはしかし、大きな制約条件が課せられている。

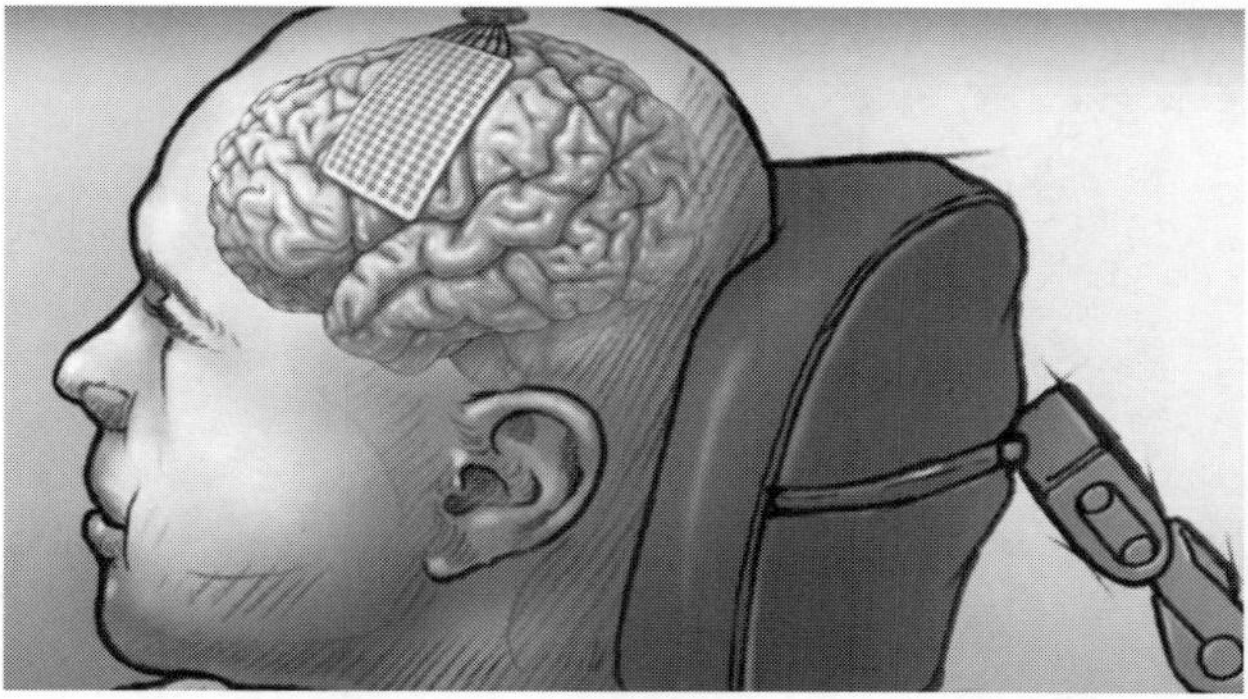

図2-13　脳が発する電気信号を拾い上げる読み取り装置は、脳の表面に置かれる
出典："Neuroprosthesis" Restores Words to Man with Paralysis, UC San Francisco (UCSF)

一つは語彙《ごい》が50個に限定されていることだ。これらはチャン教授らの研究チームが予め選び出したもので、日常会話に必要とされる基本的な名詞や代名詞、動詞、疑問詞、形容詞、副詞など50単語だ。従って男性は自分の言いたいことを、これら50個の単語だけを組み合わせることによって表現しなければならない。

二つ目の制約は、このBMIシステムを使うためには予め長時間のトレーニングが必要ということだ。被験者の男性は脳に読み取り装置をつけてから、延べ81週間に亘って、これら50個の単語からなる文章を脳の中で何度も念じるトレーニングを続けた。この際に脳から発せられるスパイク信号が、コンピュータの機械学習ソフトへと送信される。

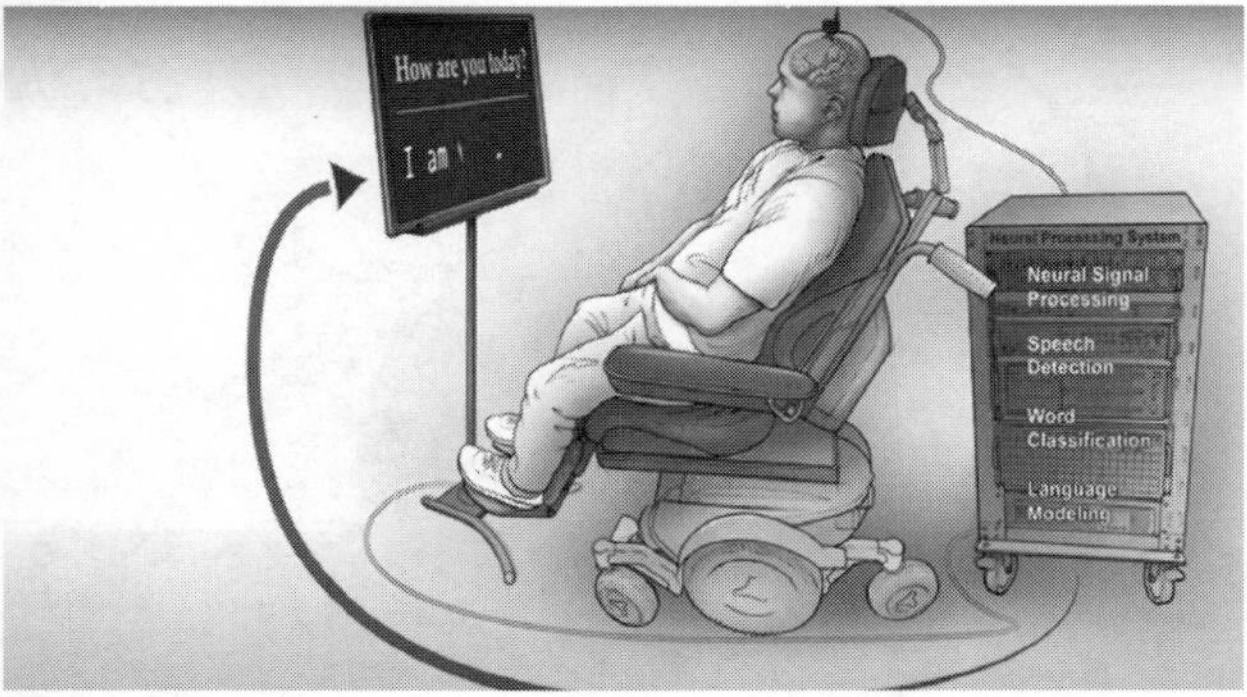

図 2-14　脳の電気信号をコンピュータが解読することで、話し言葉が画面に表示される
出典："Neuroprosthesis" Restores Words to Man with Paralysis, UC San Francisco (UCSF)

最初の頃、このソフトは男性の言おうとしていることを間違えて解釈することが多かったが、その間違いを研究チームの科学者らが根気強く修正するうちに、いつしか74パーセントという高い精度で、男性の脳が発するスパイク信号を認識できるようになった。これによって周囲との会話がある程度成立するまでに漕《こ》ぎ着けたのである。

自然な会話に近いコミュニケーションが可能に

が、そもそも何故、この男性は言語能力を損なったのか？

ニューヨークタイムズの報道によれば、男性は２００３年夏に交通事故で腹部に重傷を負って入院した。この手術を終えて一旦退院したが、不運なことに、その手術の後遺症と見られる血栓から、脳卒中で昏睡状態に陥《おちい》った。再入院して、昏睡状態から意識は戻ったものの、身体の首から下はほぼ完全に麻痺した上に、言葉を話す能力まで失ってしまったという。

脳の中で言語を司る領域は多岐に亘り、この患者の場合、（前述の）感覚運動野は無傷だったが、脳卒中で脳幹が機能不全に陥ってしまったために喋れなくなってしまったのだ。

その後、長年に亘って、帽子の鍔《つば》に取り付けるポインター型の特殊装置を使って、周囲とのコミュニケーションを図ってきた。

すなわち、タッチパネルに表示されたアルファベット文字・数字・記号などの一覧表に対し、この男性が頭（に被った帽子）を動かすことによって、ポインターで特定の文字や数字をピンポイントで選び出して言いたいことを表現するのである（図2－15）。

ただ、この方式だと1分間に5つの単語（25文字）を画面に入力・表示するのが精一杯だった。また、それは流暢《りゅうちょう》に「話す」というよりも、むしろ1文字1文字……辛抱強く文字を連ねていくような方法だった。

これに対しチャン教授らのBMIシステムに切り替えてからは、毎分15～18単語（75～90文字）に達する高速入力が可能になった。しかも男性の頭の中では、以前のように文字を1個ずつ連ねていくというより、自然に言葉を話しているイメージへと改良された。こ

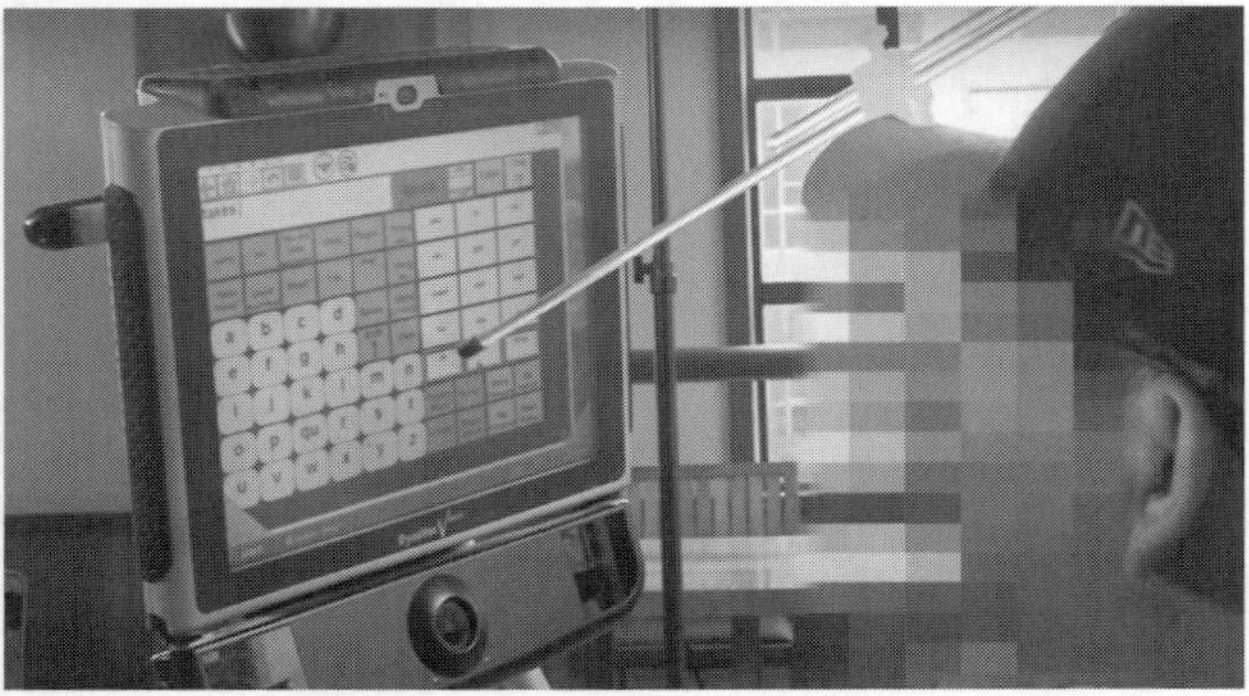

図 2-15　BMIの手術を受ける前に使用していた文字入力装置
出典："Neuroprosthesis" Restores Words to Man with Paralysis, UC San Francisco (UCSF)

れによって、かなり普通に近い会話ができるようになったという。

ただし74パーセントの認識精度とはいえ、今でも言いたい言葉をシステムが誤って認識・表示する可能性は残されているわけで、その場合には、改めて脳で念じて訂正する必要がある。

ケーブル接続からワイヤレス方式へ

チャン教授らの研究チームの今後の課題は、機械学習の認識精度を高めるとともに、使える語彙の数を増やすことだ。さらに今回の男性のような特定のケースに限らず、あらゆる患者が使用できるような汎用性を実現することも求められている。

が、恐らく、それ以上に優先度の高い課題が残されている。

今回の臨床試験も含め、これまでの侵襲型ＢＭＩでは、脳内に埋め込まれた読み取り装置と外部のコンピュータやロボット・アームなどを通信ケーブルで接続する必要があった。この場合、患者の頭部からは非常に目立つ連結部が突き出ることになる。容易に想像がつくように、こうした方式だと患者の行動環境は著しく制限されるし、その外観は周囲に奇異な印象を与えてしまう。

そこでケーブル（有線）からワイヤレス（無線）方式に移行し、装置全体を頭蓋骨の内側へと隠してしまうことが求められている。すると表からはまったく見えなくなるとともに、患者の行動の自由度や生活の質が飛躍的に高まることが期待される（図２－16）。既に、そのための研究開発は始まっている。

２０２１年３月、（前述の）ブレインゲート・プロジェクトに参加している米ブラウン大学の研究チームが無線方式の侵襲型ＢＭＩの臨床試験を公開した（図２－17）。

被験者となったのは63歳と35歳の男性で、いずれも脊髄損傷で四肢が麻痺している。この2名の患者の脳には読み取り装置が埋め込まれ、この装置と外部のコンピュータは無線で接続された。

コンピュータには予め機械学習ソフトがインストールされており、これが男性患者の脳から発せられた電気信号を解析し、その意思に従ってカーソルを動かす。

このシステムによって、両名の患者はウインドウズOSの開始メニューからユーチューブやGメール、スカイプなどのアプリを起動することができた。またコンピュータ画面に表示される仮想キーボードから、毎分13・4文字（約2〜3単語）の速度でテキスト入力することもできた。その際、無線通信による遅延時間は100ミリ秒以下に抑えられた。

臨床試験が行なわれた場所は患者の自宅。周囲には携帯電話会社の基地局なども存在したが、その電波による影響を受けることなく、患者の脳からコンピュータへと電気信号がワイヤレス伝送され、十分に高い精度で信号を解読することができたという。

ただ、これは確かに無線方式ではあるが、患者の頭部には電波中継用の装置が何個か装着されている。これは従来の有線方式のBMIにおいて、脳内の読み取り装置と外部のコンピュータなどをケーブル接続してきた連結部の名残と見られる。こんなに目立つようでは折角ワイヤレス化しても、患者にとっては、それほど有難《ありがた》みが感じられないのではなかろうか。

今後、これら装置全体を超小型の半導体チップにして、頭蓋骨の内側へと完全に埋め込んでしまうための改良が必要となってくる。この点において、（第1章で紹介した）ニュー

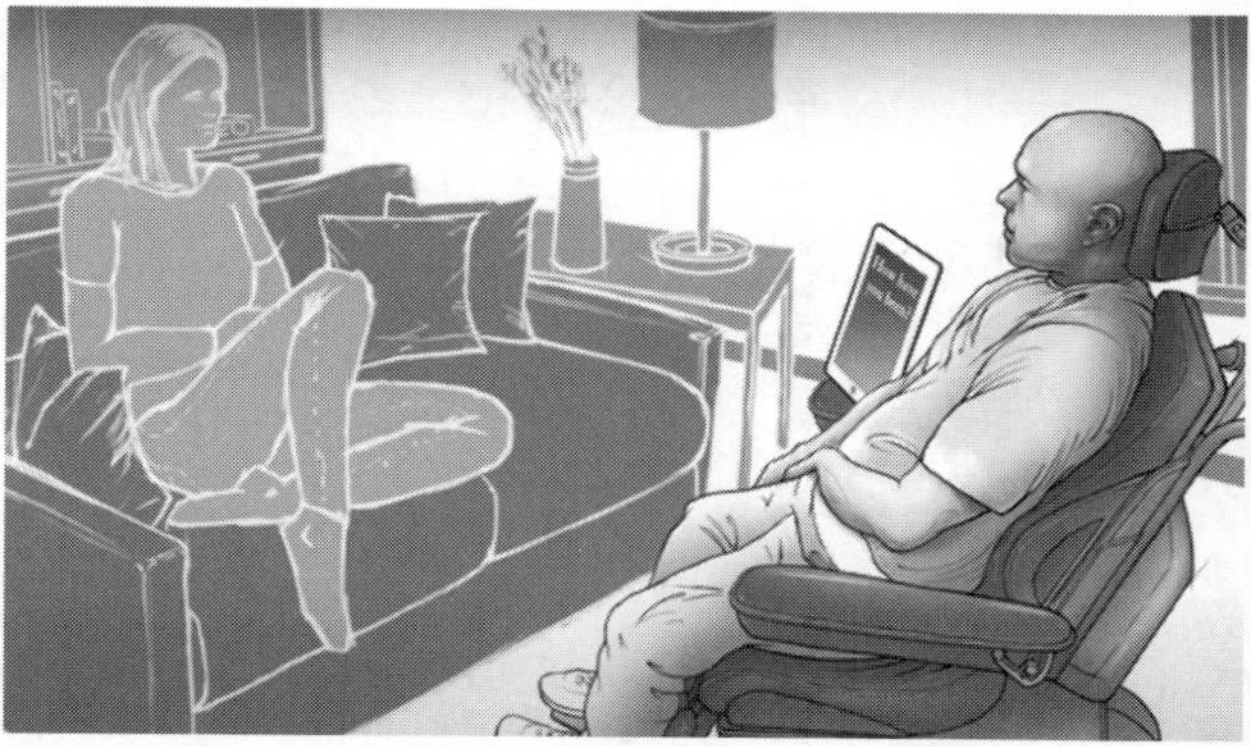

図2-16　BMIシステムを無線化すれば、患者の生活の質が向上する
出典："Neuroprosthesis" Restores Words to Man with Paralysis, UC San Francisco (UCSF)

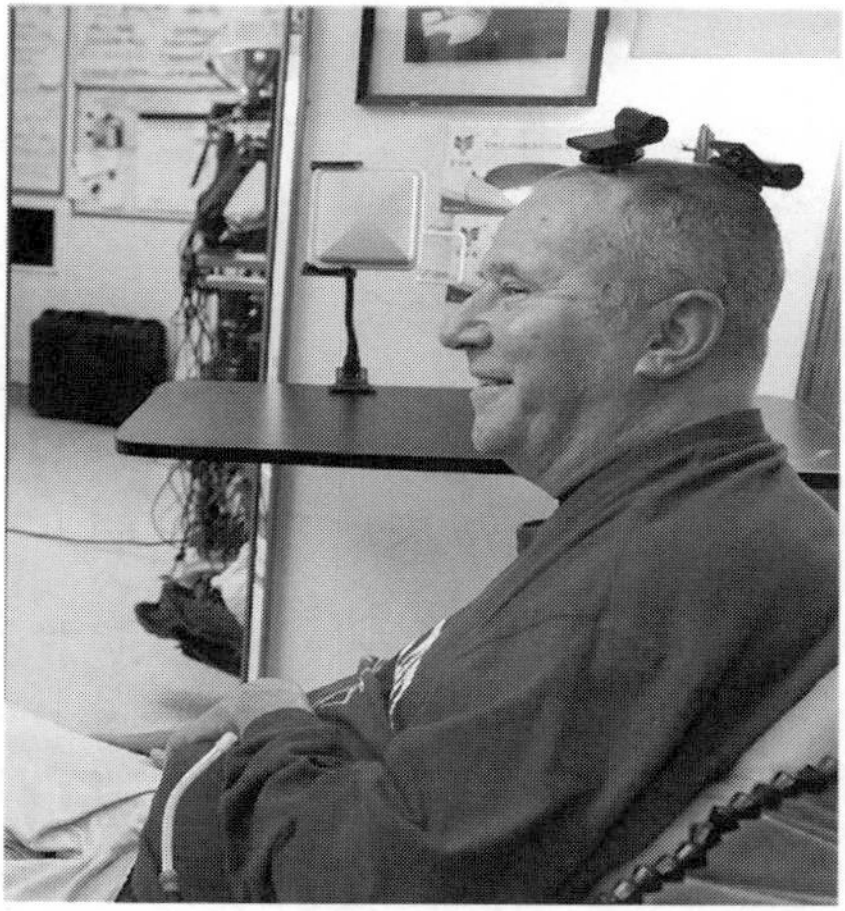

図2-17　無線方式の侵襲型BMIでコンピュータを操作する男性患者

出典：Researchers demonstrate first human use of high-bandwidth wireless brain-computer interface

ラリンクのマカク猿を使った動物実験はその参考になるだろう。

一方、ニューラリンク側から見た場合、既に一部の大学でこうした人間の患者を対象にした無線方式の臨床試験が実施された以上、「自分たちが規制当局に申請する臨床研究も許可されて然るべき」と主張することもできるだろう。

実際、前述の文字入力用のＢＭＩシステムを開発したスタンフォード大学などの研究チームには、ニューラリンクの関係者も含まれている。今後、同社をはじめＩＴ企業と大学が力を合わせて、無線ＢＭＩのような利便性の高い技術開発を加速させることが期待されている。

外部から脳に情報を送り込む技術

ここまで紹介してきたＢＭＩは、いずれも脳内の電気信号を外部へ送信してロボット・アームやコンピュータを操作するなどの技術だ。しかし、実はこれだけでは不十分だ。

これら臨床試験の被験者となった患者らの中には、「ロボット・アーム（ロボット・ハンド）で何かを掴むことができても、それを掴んでいる感触や重さなどの手応えがないのは不自然だ」と述べる人が少なくない。

そこで、これまでとは逆方向の流れを実現するための技術開発も始まっている。つまりロボット・アームなどのセンサーが測定したモノの「手触り」や「手応え」、あるいは「温度」などの情報を患者の脳へと送り届ける技術だ。これが成功すれば、脊髄損傷などの患者がロボット・アームを使って、モノを摑んだときの感触や焚火《たきび》の近くに手をかざしたときのような暖かさなど、いわば現実世界の感覚や知覚を取り戻すことができる。

米国のピッツバーグ大学はこうした双方向のロボット・アーム技術を開発し、肢体麻痺の患者がロボット・アームを操作すると同時に、それによって物を触ったり摑んだりしたときの感触や手応えなどを取り戻すための臨床研究を実施した。

その被験者となったのは、数年前に自動車事故による脊髄損傷で胸から下が麻痺した男性患者。この男性の中枢神経から両肩へと伸びる末梢神経は事故後も正常に機能しているので、肩の関節につながる上腕部はある程度動かすことができる。しかし両手はともに麻痺しており、五本の指は固く握り締められたまま動くことはない。

ピッツバーグ大学の研究チームは予め男性患者の脳をｆＭＲＩで入念に測定し、その体性感覚野や運動野など一部領域に複数の電極を埋め込む手術を行なった（図２－18）。

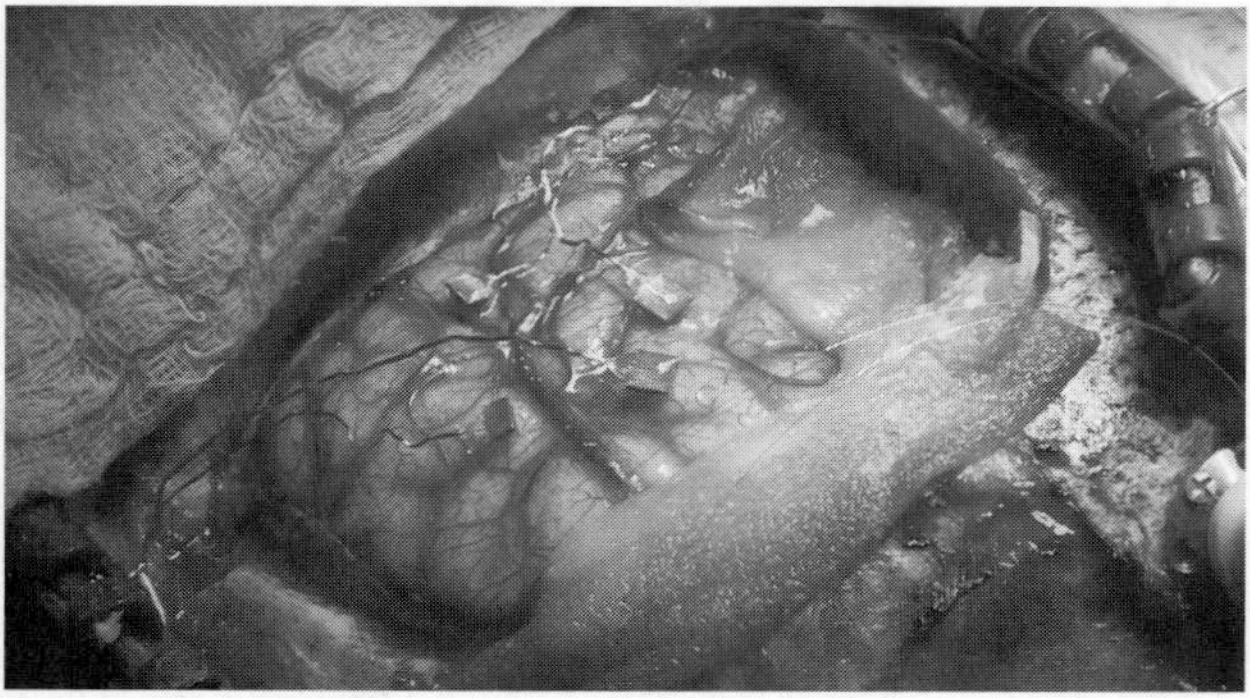

図2-18　患者の脳に電極を埋め込む手術の様子
出典：Touched by Science: Paralyzed Man Feels Again Through Mind-Controlled Robotic Arm

これらの電極から体外に送り出される脳内の電気信号をコンピュータで処理することにより、患者は自らの思念でロボット・アームを操作し、丸いボールや立方体の積み木などを摑んで移動させることができるようになった。

他方、このBMIシステムではその逆方向の信号の流れとして、ロボット・アームのセンサーが感知した触覚情報などを脳に送り返すこともできる。これによって患者は物を触ったり摑んだりしたときの感触も多少取り戻すことができた。

もちろん、それは生身の手による本物の感触までには至らないものの、（ロボット・アームが）少なくとも何かに触れたことは感じられるようだ。この微妙な感覚について、患者は「ちょっとピリッとするような奇妙な感じがした」と感想を述べ

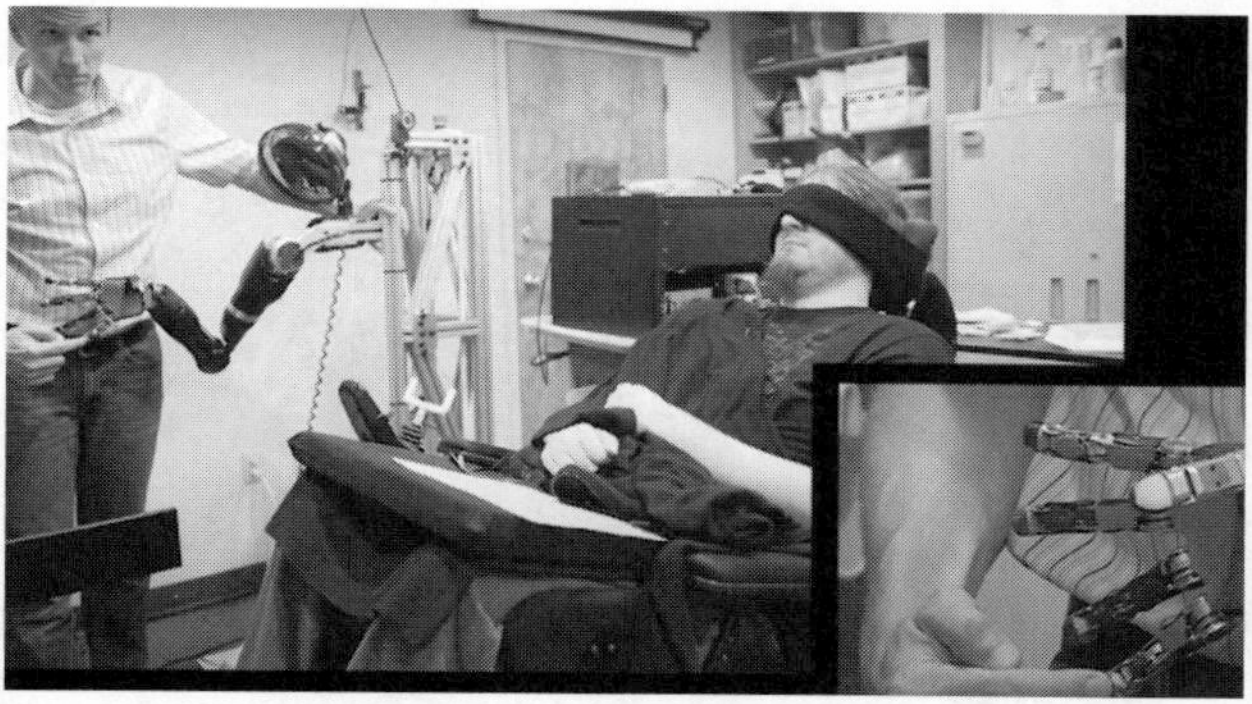

図2-19　身体麻痺の患者が侵襲型BMIで手の感触を取り戻す臨床試験の様子。科学者がロボット・アームの小指を押すと、患者は自分の右手の小指が押されたと感じる
出典：Touched by Science: Paralyzed Man Feels Again Through Mind-Controlled Robotic Arm

ている。

また、この双方向BMIはある程度の精度も備えている。

臨床試験を担当した科学者がロボット・アームの指を押すと、押された指が親指から小指までの何指であるかを患者は正確に認識して、言い当てることができた（図2－19）。

さらに臨床試験の現場に招かれた友達と、ロボット・アームでハイタッチしたことも患者は感じることができた（図2－20）。こうした触れ合いを取り戻すことが、患者に生きる勇気や力を与えてくれると見られている。

脳に働きかけて過剰な欲求を抑える

このように外部から電気信号を患者の脳に送り

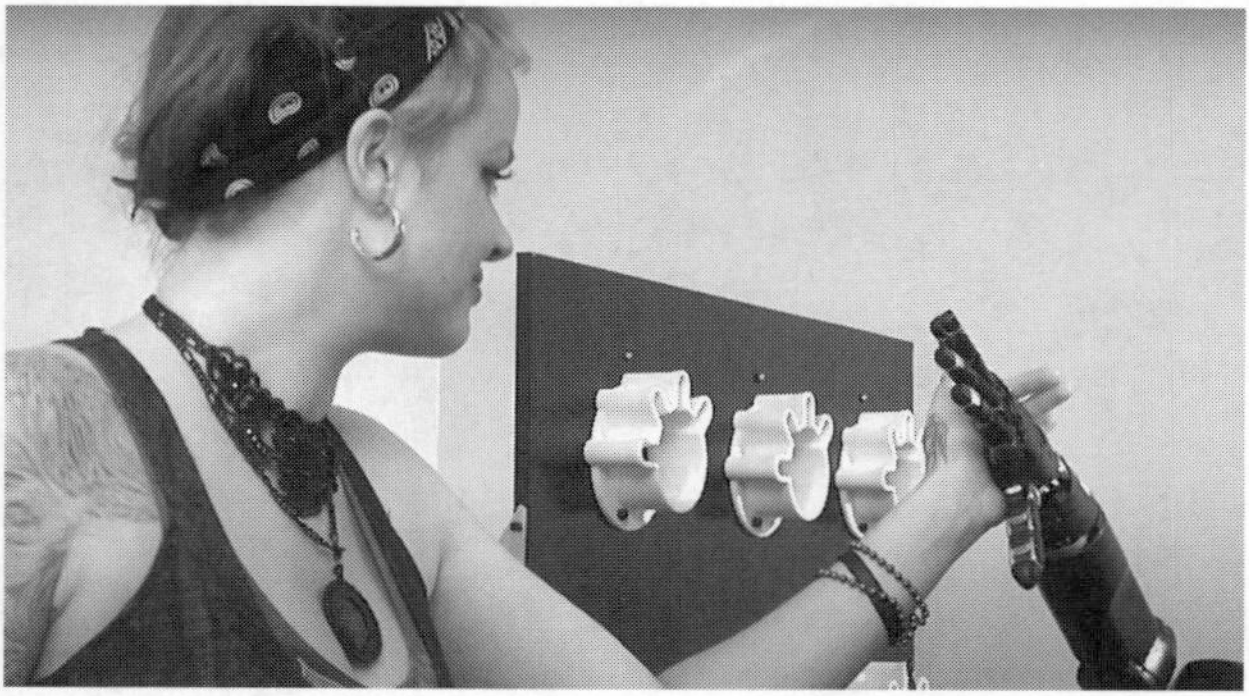

図2-20　患者は思念でロボット・アームを操作して、友達とハイタッチしたことも感じることができる
出典：Touched by Science: Paralyzed Man Feels Again Through Mind-Controlled Robotic Arm

込む技術は、実は特定の病気の治療において既に実用化されている。たとえばパーキンソン病患者の脳の一部を微弱な電流で刺激する治療法は「脳深部刺激療法（Deep Brain Stimulation：DBS）」と呼ばれ、これにより患者の身体の震えを抑制できることが知られている。

DBSでは、病気の症状やfMRI画像などから標的となる脳の部位を予め探し出し、ここに手術で電極を埋め込む。と同時に、患者の前胸部にも小型の刺激発生装置を埋め込み、この装置と脳内の電極とを皮下に埋め込んだ細いケーブルで接続する。

患者にはリモコン用の操作端末が与えられる。必要に応じて、このスイッチをオン／オフすることにより、胸部の刺激発生装置から脳に電流を送りこんで刺激したり、それをストップすることができる。

DBSはパーキンソン病以外にも、「癲癇」や「ジストニア（筋失調症）」など震えをともなうさまざまな病気に適用され、やがて鬱病の治療にも使われるようになってきた。

こうした特殊な治療法もBMIの一種と見ることができるが、最近では同様の技術を使って「食欲」をはじめさまざまな欲望を制御する研究も始まっている。

スタンフォード大学の研究チームは深刻な肥満患者の脳に電極を埋め込み、前脳にある「側坐核《そくざかく》」と呼ばれる部分を電気で刺激することにより、その食欲を抑えようとしている。既にネズミを使った動物実験では、こうした電気刺激療法でその食欲を低下させることに成功している。

2020年、同研究チームは胃のバイパス手術など既存の方法では治すことのできない深刻な肥満患者数名に対し、この電気刺激療法の臨床試験を開始した。手術で患者の側坐核に電極を埋め込み、それが受信した脳内の電気信号を外部の特殊装置に送信する。

この装置は本来、癲癇の患者に使われるものだが、同研究チームはこれを改良して、ある種の機械学習ソフトを搭載した。

このソフトは患者の食欲の高まりを、脳内信号の特定パターンとして認識することができる。これが異常値に達したと判定すると、電気的な刺激を側坐核に与えることによって過剰な食欲を抑えることができる、とされる。

スタンフォード大学の研究チームは、いずれアルコールやコカインなどの依存症患者に向けても同様の臨床試験を始める計画だ。

ただ、この種の研究は私たち人間のパーソナリティ(個性)を外部から操作し、ひいては変化させる技術開発にもつながりかねないなど警戒を要する面もある。

たとえば、頻繁《ひんぱん》に晩酌を楽しむような人たちは「酒好き」という個性の持ち主と見ることもできるが、その飲酒量や飲酒頻度が一定限度を超えてしまえば「アルコール依存症」という一種の病気と診断されてしまう。

そこで、こうした依存症の患者に「脳深部刺激療法(DBS)」あるいは先程のスタンフォード大学が開発したようなBMI手術を施して、飲酒欲を極力抑えてしまったとしたらどうなるだろう。それでも適度にお酒を飲める程度に止めておければいいかもしれないが、まかり間違って酒をまったく飲めない体質に変えてしまったとしたら、これらの治療法を受けた人たちは相当悲しい思いをするに違いない。

また単なる酒好きとアルコール依存症の境目は曖昧《あいまい》である。どこまでの酒量・頻度が単なる酒好きで、どこからが依存症になるのか。それを明確に区分する閾値《いきち》があるわけではない。こうした研究を今後進めるにあたっては、恐らく何らかのガイドラインが必要とされるはずだが、それを定めるのはかなり難しいだろう。

また実際に脳深部刺激療法の手術を受けた患者の中には、これに対する違和感を訴える人も少なくない。たとえば鬱病患者の中には「（脳に電気刺激を受けたあとは）自分が自分でなくなるような感じがした」と述べる人もいるという。

昔の貴方が懐かしい

脳深部刺激療法の起源には諸説ある。

１９７０年代、米イェール大学の神経科学者ホセ・デルガード博士は脳に埋め込む「スティモシーバー」と呼ばれる装置を発明。これをチンパンジーなど動物の脳に埋め込み、リモコンで電気刺激を与えることによって自在に操ってみせた。

これに対し世間からは「人間を洗脳して操作する技術である」と激しい批判を浴び、博士は米国から追放同然の身で母国スペインに舞い戻った。

この技術の本来の目的は、神経疾患の治療や暴力行為の抑止にあるとデルガード博士は主張したが、当時の社会には受け入れられなかった。博士に悪意はなく、単に早過ぎた発明だったのではないかとする見方もあるが真相は不明だ。

一方、社会的に受け入れられ、正統な治療法として確立されたＤＢＳは、１９８７年頃にフランスの神経外科医 Alim Louis Benabid 博士らによって、パーキンソン病の治療を目的に開発されたと見られている。

米国では１９９７年にＦＤＡ（食品医薬品局）によってＤＢＳが認可され、当初はパーキンソン病の治療から始まり、やがてジストニアや強迫性障害など他の神経疾患にも適用されるようになった。

日本でもパーキンソン病や振戦《しんせん》（手や脚など身体の一部に起こる不随意のリズミカルな震え）、ジストニアなどの治療にＤＢＳが用いられ、２０００年４月から保険適用となっている。

２０１９年までに、世界全体で16万人以上の患者がＤＢＳ手術を受けたと見られている。その大多数はこの治療法に感謝しており、「人生が（良い方向に）変わった」と高く評価する人も少なくない。

が、どんな治療法にも副作用はある。

ＤＢＳの手術を受けた患者全体の１～２パーセントで術後の「出血」、３～５パーセントで「化膿」など副作用が報告されている。また心理的な副作用として、「アパシー（感情喪失）」「幻覚」「異常性欲」「認知障害」「鬱」「多幸感」などが報告されている。数は少ないが自殺するケースもあるという。

そこまで深刻ではないが、DBSによる心理的な影響について、フランスの研究チームが2006年に興味深い調査結果を発表している。米ニューヨーカー誌に掲載された記事からの孫引きとなるが紹介しておこう（"Do Brain Implants Change Your Identity?" Christine Kenneally, The New Yorker, April 19, 2021）。

それによれば、DBSの手術を受けた患者全体の65パーセントが、その後に離婚、ないしは親密なパートナーとの離別を経験している。また同64パーセントがそれまでの職業を離れて、別の仕事に就《つ》きたいと考えるようになったという。

この理由は恐らく、手術を経て患者の人格や性格が大きく変わってしまったためと考えられている。中には、「自分が電気人形になったように感じた」「ロボコップになって、外部から操作されているような気がする」と述べる患者もいた。

もちろん、そこまで極端なケースは稀《まれ》だが、それでも術後、多くの患者が「自分が以前とは別人になった気がする」と回答している。

それまで深刻な鬱病や癲癇などで苦しんできた患者は、ＤＢＳの手術を受けて劇的に症状が改善するケースが少なくない。これによって性格が明るくなると同時に、自分の人生や将来について、かつてない程、強い自信を抱くようになる。

これは患者自身にとっては非常に望ましいことだが、その配偶者やパートナーなど周囲の人たちは、むしろ混乱したり、違和感を抱くこともあるという。

ある女性患者は術後、自分が何歳も若返ったような気分になり、体力も充実してきた。あるとき元気があり余って、非常に重いビリヤード台を自分一人で持ち上げようとしたところ、椎間板《ついかんばん》に亀裂が入ってしまった。

また、ある男性患者は術後、非常に情熱的な性格になり、行動も活発になったが、妻はこうした夫の突然の変化についていけなくなった。

同じくＤＢＳ手術を受けて症状が大幅に改善した患者の中には、家族や友達から「貴方は貴方でなくなってしまった」「昔の貴方が懐かしい」などと言われるケースもあるという。

何故、このように皮肉な事態を招いてしまうのか？

それは恐らく、それまでの人間関係が患者の病気を中心に形成され、回っていたからではないか、と考えられている。確かに深刻な神経疾患の患者にとって、それによる症状は不本意かもしれないが、そうした病気こそが患者のパーソナリティを形作ってきたと見ることもできる。

その症状がＤＢＳ手術によって大きく改善されれば、必然的に患者の人間関係もそれまでと同じというわけにはいかなくなる。これが離婚やキャリア・チェンジを迫られる主な理由ではないかと考える専門家もいる。

そうした中、ＤＢＳやそれを進化させた高度なニューラル・デバイスの適用範囲は拡大する方向にある。既に米国ではＦＤＡの承認を経て、認知症や摂食障害、あるいは（突発的な身体の動きや発声を繰り返す）トゥレット障害など、広範囲の神経疾患を対象にした臨床試験が進められている。

改めて断るまでもなく、脳は私たちの個性や精神性、あるいは自己同一性の源となる器官である。そこに直接働きかけるＤＢＳやＢＭＩのような研究開発は、今後慎重の上にも慎重を期して進める必要があるだろう。

第3章

ブレインテック・ビジネスの光と影

投資関係者の間で高まる期待

私たちの脳を探り、そこで得た情報を活用するBMIは既に商品化（実用化）の段階に入っている。それらは、より一般的に「ブレインテック」とも呼ばれ、脳にまつわる広範囲の技術やビジネスを指す。

第1章で紹介したニューラリンクやフェイスブックなど著名企業に加え、欧米や日本をはじめ世界中のスタートアップ企業が続々とこの分野に参入している。

NTTデータ経営研究所によれば、ブレインテック関連の新興企業は2010年には世界全体で約50社だったが、17年には160社に達した。直近では500社以上と見られ、この10年で10倍以上に増加したことになる。

ブレインテックの市場規模は今後急速に拡大し、数年後には世界全体で年間数千億～数兆円に達するとの予想も一部の調査会社やシンクタンクなどから聞かれる。たとえば三菱総合研究所は「グローバルのブレインテックの市場規模は2024年に5兆円程度になりそうだ」と予想している（2018年7月に発表された同社の調査レポートより）。

が、筆者個人の偽《いつわ》らざる感想を言わせてもらえば、現段階で具体的な売上額を見積もるのは極めて難しい。確かに同分野のスタートアップ企業は年々増加しているが、未だ本格的な市場を形成するに至っておらず、今後の成長ペースを予測できるような状況にはないからだ。

他方、この分野への投資額が最近急増しているのは事実であり、この点は注目に値する。

2021年7月、ニューラリンクは自社の公式ブログで「中東ドバイの投資会社ヴィーキャピタル（Vy Capital）の主導で2億5000万ドル（約220億円）の資金を調達した」と発表した。これはIPO（株式上場）などを見越した「シリーズC」と呼ばれる段階のもので、米アルファベット傘下の「グーグル・ベンチャーズ」や著名投資家ピーター・ティール氏の「ファウンダーズファンド」などが資金を出しているという。

その数日前には、同社と同じく「脳に埋め込む半導体チップ」のような侵襲型BMIの開発を進める米パラドロミクス社が2000万ドル（約22億円）を調達している。

他のライバル企業なども、2021年1～7月の間に総額1億3000万ドル（約140億円）以上の投資を受けている。

これらを全部足し合わせると、米国のBMI関連のスタートアップ企業は2021年前半だけで、その前年に集めた総額9700万ドル（約100億円）の優に3倍以上の資金を調達したことになる（“Elon Musk’s Brain-Computer Startup Neuralink Raises $205 Million,” Sarah McBride, Bloomberg, July 30, 2021より）。

何故、投資関係者の間で、これほど急速に期待が高まっているのか？　個々のＢＭＩビジネスを具体的に見ていくことで、その可能性を検証していこう。

ここまで本書で見てきたように、ＢＭＩは手術で脳にセンサーや半導体チップなどを埋め込む「侵襲型」と、そうした手術を必要としない「非侵襲型」という二つの方式に大別される。

このうち侵襲型の技術は、ニューラリンクをはじめ幾つかの企業によって開発が進められているものの、その商品化（実用化）には未だ至っていない。

もっとも、以前から多くの患者に適用されている脳深部刺激療法は、一種の侵襲型ＢＭＩと見ることもできるが、最近のスタートアップ企業が目指しているような技術ではない。

これら新しい企業によって、現時点で幅広く開発・商品化されているのは、むしろ非侵襲型ＢＭＩのほうだ。まずは、これらの商品から見ていくことにしよう。

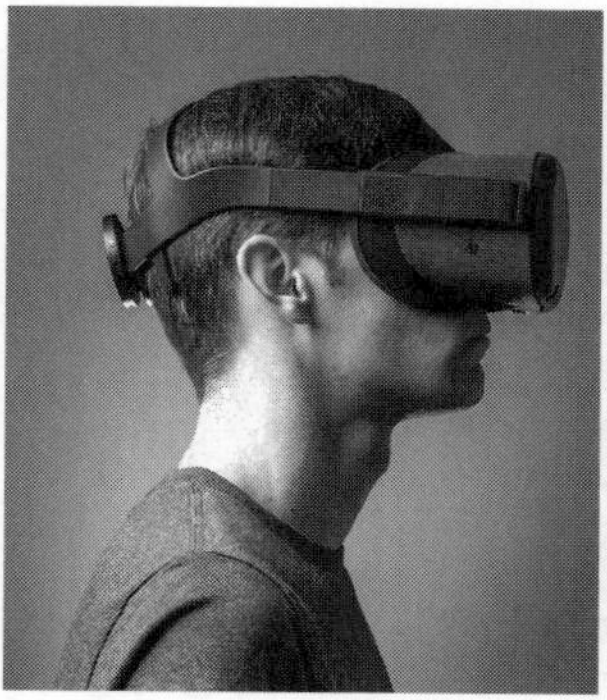

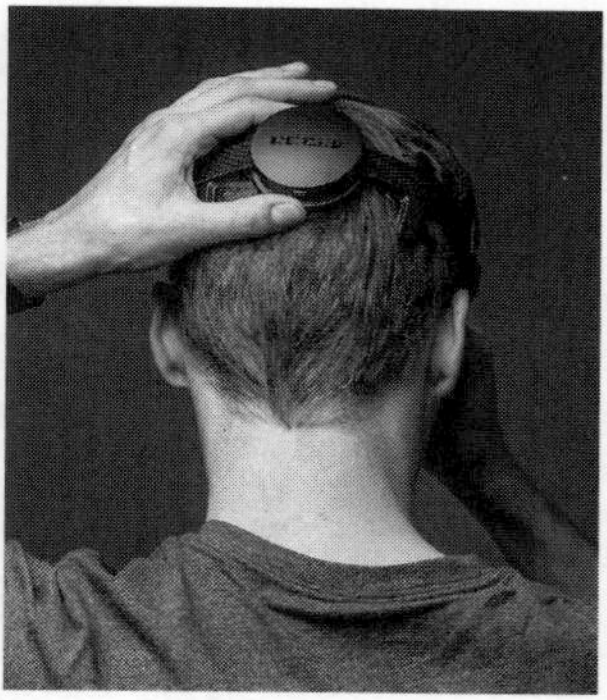

図3-1　仏ネクストマインドの非侵襲型BMI端末。主にビデオゲームなどの操作に使われることを想定している
出典：https://www.next-mind.com/

脳波でゲームを操作する意義とは

仏ネクストマインド（NextMind）は、パリに本拠を構えるスタートアップ企業だ。

同社が2020年に発売した円盤状の非侵襲型BMIは、主にVR（仮想現実）やAR（拡張現実）用のウエアラブル端末などと組み合わせて使われることを想定している。具体的には、HMD（ヘッドマウント・ディスプレイ）のヘッドバンドに追加される形で、ユーザーの後頭部に装着される（図3－1）。

私たち人間の後頭部には脳の視覚野が存在するが、ここは文字通り、私たちの目から入ってきた視覚情報を処理する脳の領域だ。ネクストマインドのBMI端末は、この領域から発せられる脳波を検知して、ブルートゥース無線でコンピュータに送信する。

これにより、ユーザーはVR・AR用のHMDに表示される3Dビデオゲームなどを、脳から念じるだけでプレーできる。その一連の様子を、VR技術のレビュー（評価）を専門に行なうユーチューバー、Tyriel Wood氏が公開している。

ネクストマインドのBMI端末は円盤状の外付け装置で、その内側には脳波を計測するための電極が何個も取り付けられている（図3－2）。この小型端末をHMDと組み合わせて使用する。

実際にゲームを遊ぶための準備として、ユーザーは予めメーカー（ネクストマインド）側が用意したキャリブレーション（較正《こうせい》）用ソフトを使用する必要がある。そこでは、画面に表示された複数の図形の中から、その一つに意識を集中させて、そこにカーソルを移動するなど、システムの較正に必要な幾つかのメニューが用意されている（図3－3）。

ユーザーがこれらの較正作業をこなすプロセスをシステムが機械学習することにより、ユーザーの後頭部から発せられた特定の脳波と、カーソル移動などのアクションが紐づけられる。

このキャリブレーションが完了すると、ユーザーは念じるだけで実際のゲームを遊ぶこ

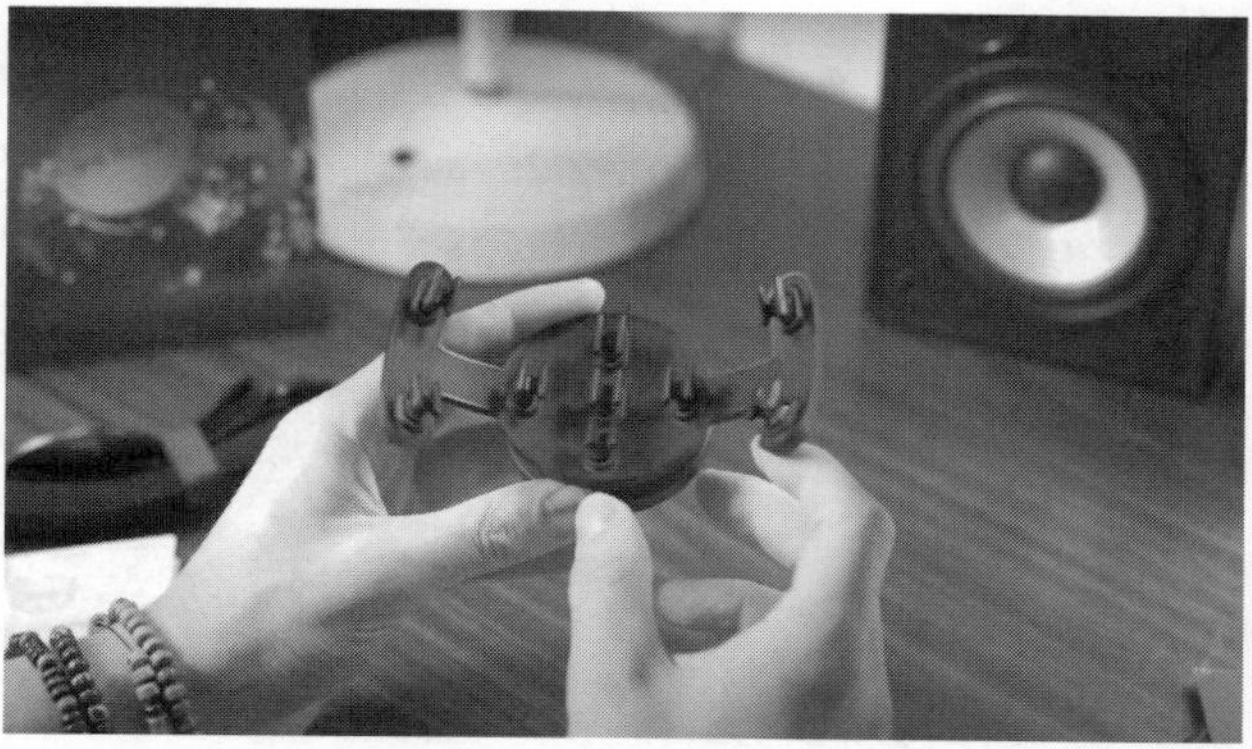

図3-2　BMI端末の内側には脳波測定用のセンサーが多数装備されているが、値段の割には簡素な作りという印象も受ける
出典：The Brain-Computer Interface is Already HERE! And it's UNBELIEVABLE!

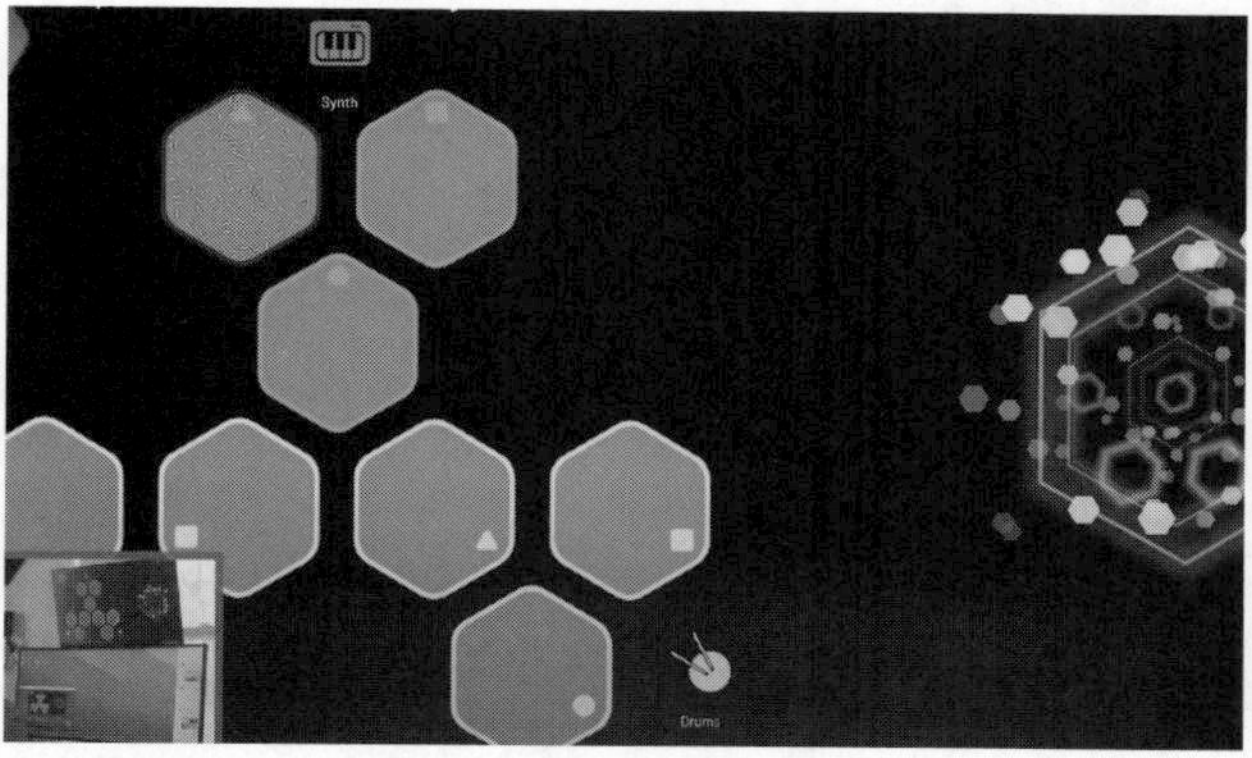

図3-3　特定の脳波とアクションのマッチングを行なう較正作業の様子
出典：The Brain-Computer Interface is Already HERE! And it's UNBELIEVABLE!

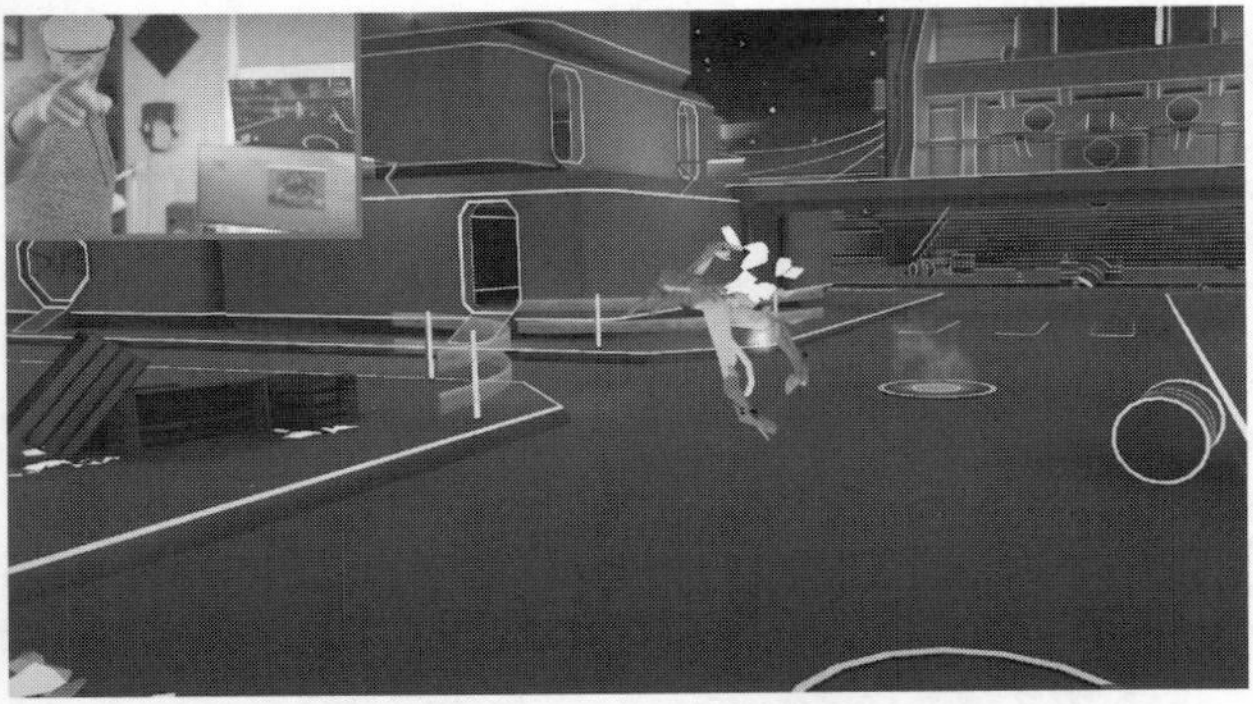
図3-4　較正作業が完了したあとは、脳で念じるだけでゲームを遊ぶことができる
出典：The Brain-Computer Interface is Already HERE! And it's UNBELIEVABLE!

とができる。ただし、現時点で遊べるのは、ごく初歩的なシューティング・ゲームなどに限られる。たとえば画面上を動き回るエイリアンに狙いを定めて、これを撃破するといった単純なゲームだ（図3－4）。

そのレスポンス・タイムにはムラがある。ユーザー（ゲーマー）がエイリアンに狙いを定め、これを撃とうと念じると、1秒以内にこれが撃破される場合もあれば、ときには3、4秒以上もかかってユーザーがイライラするケースもある。

これなら、むしろ従来のマウスやキーボード、あるいはゲーム専用機のボタンやジョイスティックなどを使ったほうが余程プレーし易いし、レスポンスも速い。

それでも敢えて脳波のようなBMIを使う理由

があるすれば、それは従来のゲームにはない目新しさや全能感にあるだろう。手を使う代わりに脳から念じるだけでエイリアンを倒せるというのは、自分が一種の念力（psychokinesis）を操る超能力者のような感覚をもたらしてくれるからだ。

ネクストマインドのＢＭＩ端末の価格は３９９ドル（日本での価格は約5万７０００円）だが、これまでの販売台数などは明らかにされていない。

世界各国のスタートアップ企業がＢＭＩに続々参入

非侵襲型のＢＭＩ端末を手掛けるメーカーには、他に米国の「カーネル（Kernel）」や「ドリーム（Dreem）」、「ニューラブル（Neurable）」、中国系の「BrainCo」などが業界関係者の間でよく知られているが、恐らく探せば幾らでもあるだろう。

これらのうち、カーネルはかつてオンライン・ペイメント事業で財を成した起業家ブライアン・ジョンソン氏らが新たに立ち上げたスタートアップ企業だ。同氏個人の出資金を含む総額1億ドル（１００億円以上）もの資金を調達している。

当初はニューラリンクのような侵襲型の技術開発を目指していたが、その後、侵襲型の需要は小さいと判断し、非侵襲型の技術開発へと路線変更した。ヘルメット型のＢＭＩ端末で測定した脳内情報を、鬱病や認知症の治療に役立てるなど、主に医療向けの研究開発を進めている。

このために同社が採用したのが「光トポグラフィー（NIRS）」と呼ばれる技術で、これは身体に無害の近赤外光を用いて脳の血流状態を測定し、脳の活動状況を可視化することができる。

因みに（第1章で紹介した）フェイスブックの非侵襲型BMIは「光学画像」という技術を採用しており、こちらも近赤外光で脳の活動状況を外部から読み取る方式だ。

読者の中には「それらは実は同じ技術で、呼び方を変えているだけではないのか？」と見る向きもあるかもしれない。しかし両者は互いに異なる技術だ。

第1章でも紹介したように「光学画像」は2017年当時、フェイスブックのBMI開発を指揮していたレジナ・デューガン氏が独自に提唱した方式で、専門家の間では本当に実現できるのか怪しいと見られていた。

これに対し光トポグラフィーの方は、日本の日立製作所が中心になって開発した技術とされ、既に鬱病など精神疾患の診断で実用化されている。

さてカーネルはこの光トポグラフィー技術を使って、前述の医療向けの研究開発に加

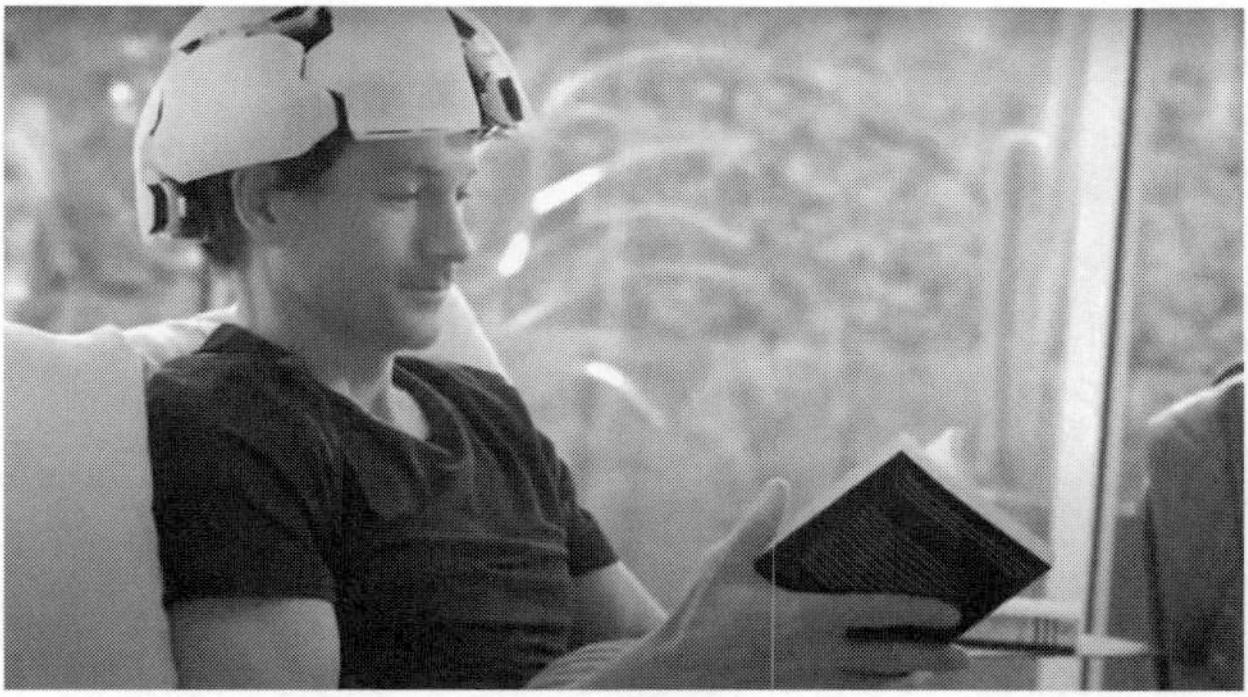

図3-5　カーネルのヘルメット型BMI端末と、書籍などのレコメンド・サービス
出典：Kernel Flow - Application example

え、一般消費者向けサービスも手掛けている。そして、こちらは既に商品化されている。

それは「カーネル・フロー」と呼ばれる商品だ。ヘルメット型の端末でユーザーの脳内情報を分析し、そのときの気分に一番フィットしたテレビ番組や書物などをリコメンドする（図3－5）。小売価格や、これまでの販売実績などは明らかにされていない。

一方、米仏両国に拠点を置くドリームは、非侵襲型BMIで「眠りの改善」を目指すスタートアップ企業だ。同社のヘッドマウント型BMI端末（図3－6）はブルートゥース無線でパソコンに接続される。BMI端末がユーザーの脳波を測定し、この情報を無線でパソコンに送信すると、そこにインストールされた専用アプリがユーザーの

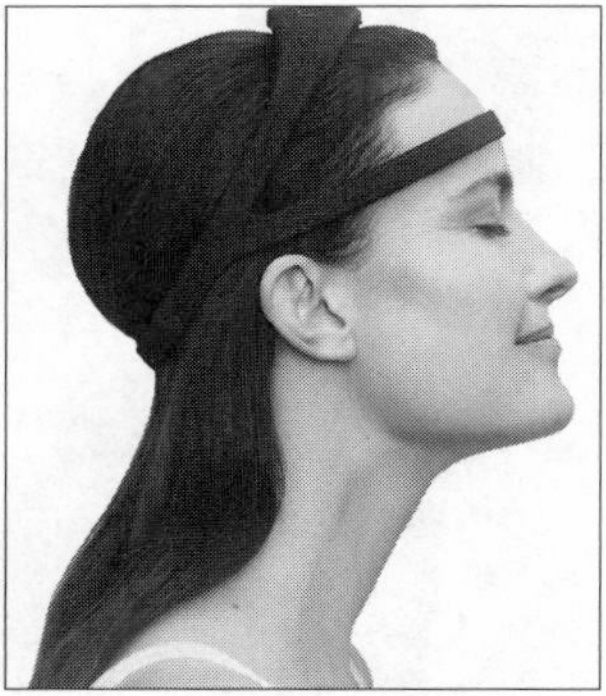
図3-6　ドリームの睡眠改善用BMI端末
出典：dreem.com

脳波から睡眠の質を分析する。ここで改善の必要性が検知されると、ＢＭＩ端末が軽微な音波を発信し、これが骨伝導技術によって脳の特定領域を刺激することにより、睡眠の質が改善されるという。

同ＢＭＩ端末の小売価格は５００ドルだが、これまでの販売台数などは明らかにされていない。

これと同様の製品は他にも米国の「ミューズ（Ｍｕｓｅ）」をはじめ多数の企業が発売するなど、脳波から睡眠の改善を図ることはＢＭＩアプリとして比較的取り組み易いものの一つとなっている。

頭脳労働者の生産性を分析

米ボストンに本社を構えるニューラブル（Neurable）は、ヘッドフォン型のＢＭＩ端末を開発。これによりオフィス・ワーカーの生産性向上を図る。

同社のＢＭＩ端末「エンテン（Enten）」は業務中の頭脳労働者の脳波を測定し、その業

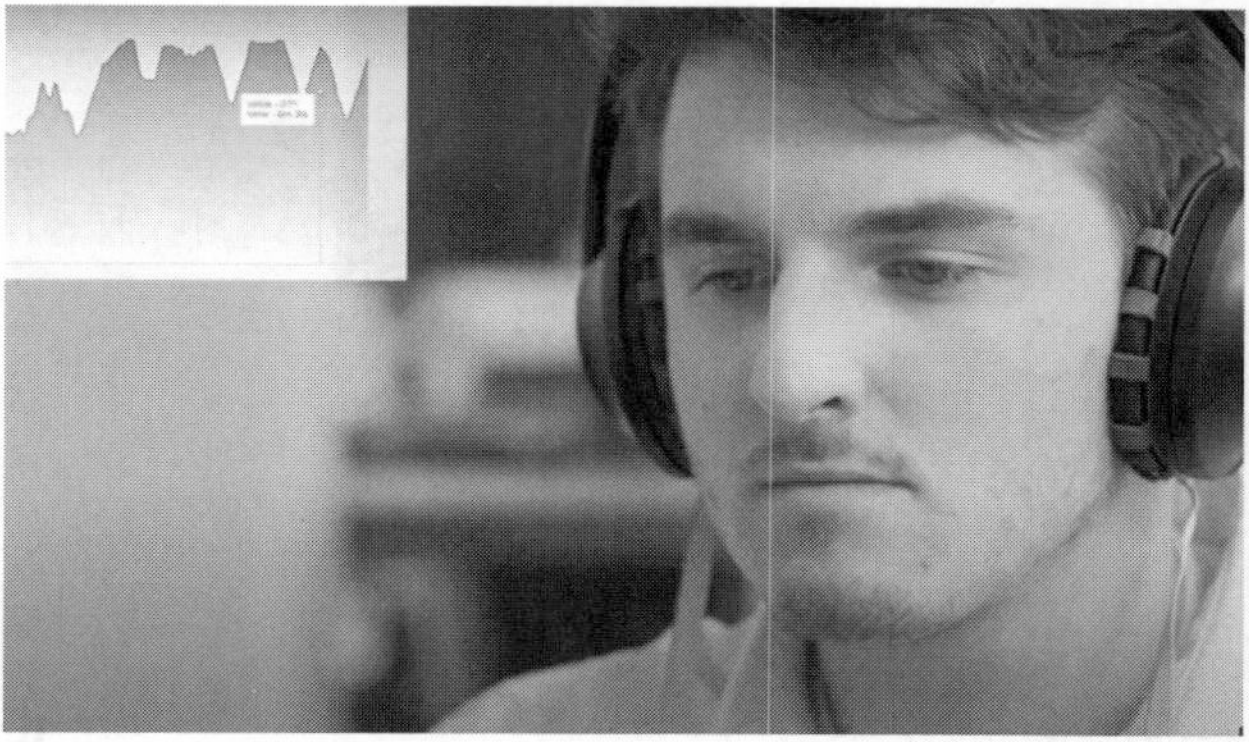

図3-7　ニューラブルのヘッドフォン型BMI端末と、脳波で仕事への集中度を分析したグラフ
出典：Neurable Demo Explainer FC2

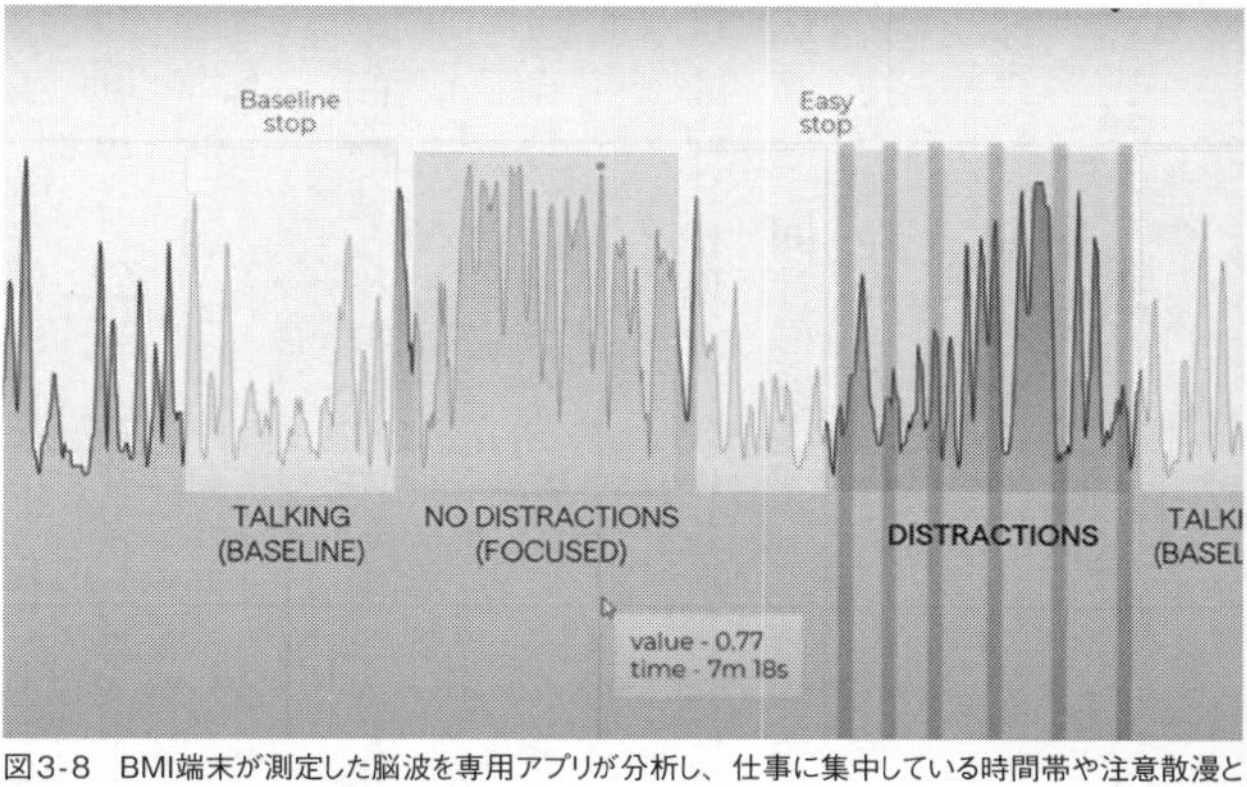

図3-8　BMI端末が測定した脳波を専用アプリが分析し、仕事に集中している時間帯や注意散漫となっている時間帯を割り出す
出典：Neurable Demo Explainer FC2

務への集中度を分析してグラフ化する（図3－7、8）。時々刻々と表示される集中度のグラフを見れば、ユーザー（労働者）は自分がどの時間帯、どのような作業に従事しているときに集中（focus）しているか、あるいは逆に注意散漫（distraction）になっているか一目瞭然だ。

これらのデータを基に、ユーザーは重要な作業や商談などには自らの集中している時間帯を当て、逆に注意散漫になりがちな時間帯にはコーヒーブレークや同僚との雑談を入れるなどして適切な時間管理を行ない、業務プロセス全体の生産性を高めることができるとされる。

ウエブを検索して調べると、同ＢＭＩ端末の価格は約２００～５００ドル程度と見られるが、これまでの販売台数などは明らかにされていない。同社は今後、この製品に止まらず、スマートフォンなどＩＴ端末を脳波で操作する技術開発なども進めていく計画だ。

多彩なＢＭＩ開発に挑む中国系企業

米ボストンに本拠を置くBrainCoは、ハーバード大学で脳科学を学んだ中国人留学生らが興したスタートアップ企業だ。

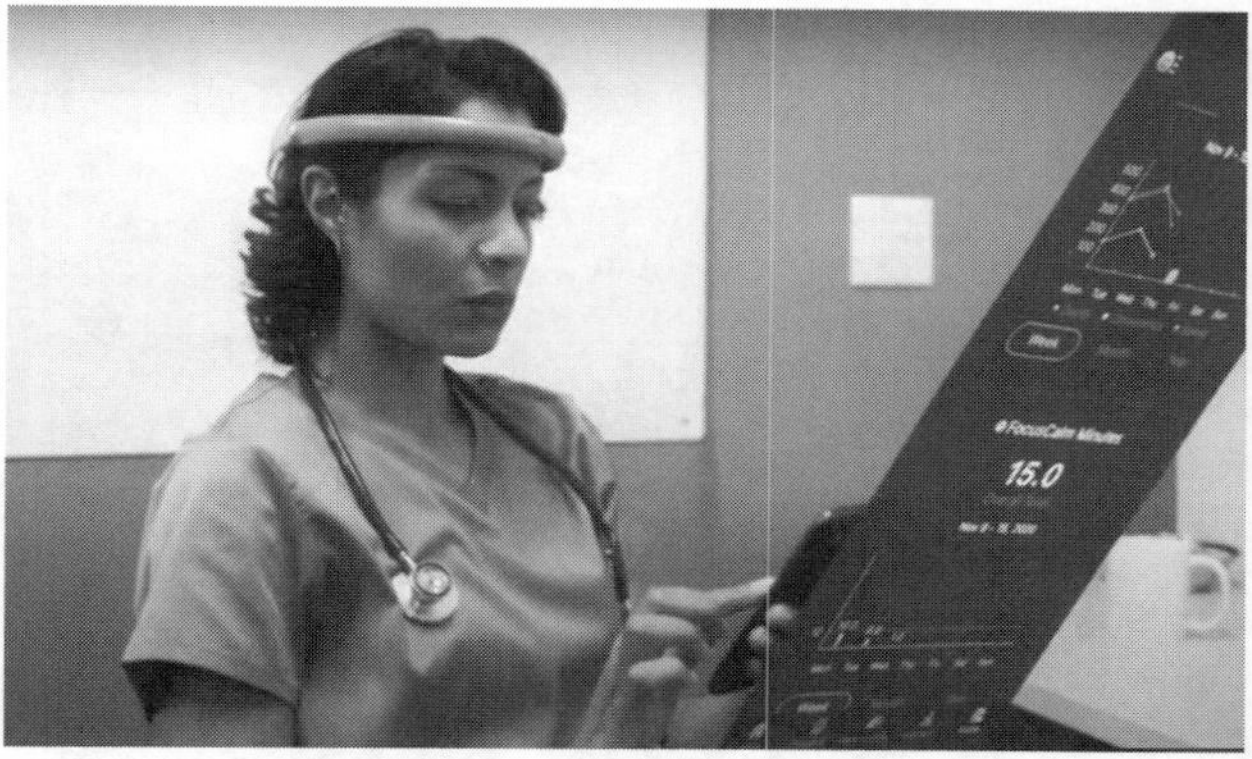
図3-9　フォーカス・カームを頭部に装着した医師が、自らの脳波データを参考に仕事のストレスを解消して集中度を高める様子
出典：Introducing FocusCalm

同社が開発・製品化した「フォーカス・カーム（FocusCalm）」は、ユーザーの脳波を測定するヘッドバンド型のBMI端末。この端末はブルートゥースでスマートフォンに接続され、そこに搭載されたアプリで脳波情報を分析することができる。

米国では医師やスポーツ選手らが、このBMI端末で脳波を測定・分析することにより、ストレスを解消し、集中度を高めてパフォーマンスを向上させているという（図3-9）。

また中国では、フォーカス・カームが学校の授業にも導入され、子供たちが教師の言うことに耳を傾け、集中して学んでいるかを確かめるためにも使われている（図3-10）。

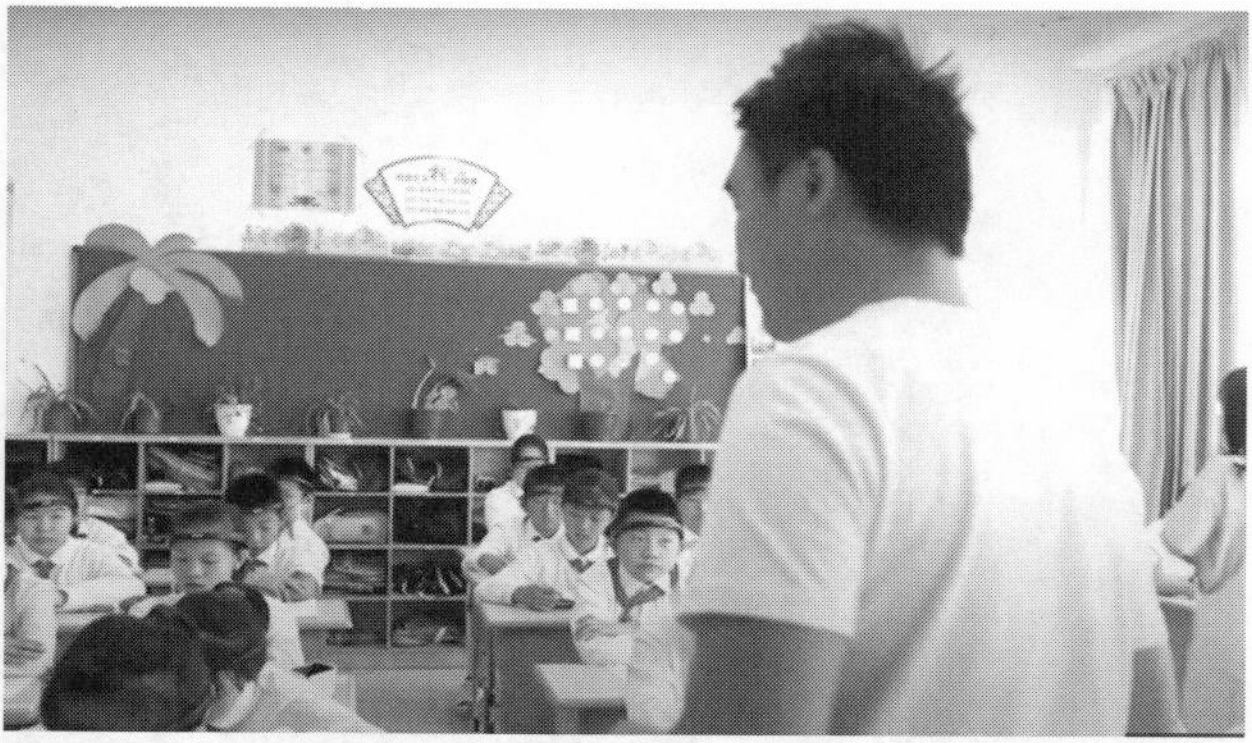

図 3-10　中国では、子供たちが学校の授業に集中しているかをチェックするためにフォーカス・カームが使われている

出典：How China is Using Artificial Intelligence in Classrooms IWSJ

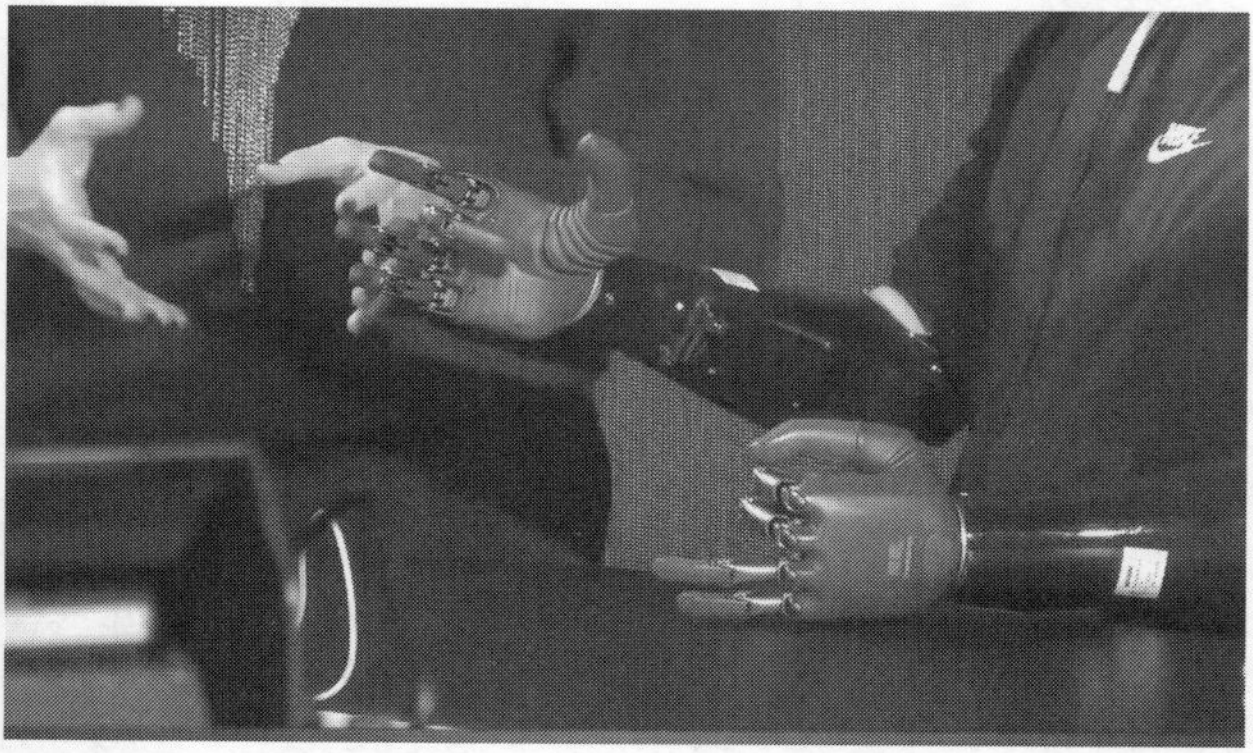

図 3-11　筋電信号で操作するロボット・アームは、脳で念じるだけで五本の指も個々に動かすことができる

出典：BrainCo reveals a wearable, AI-Powered Prosthetic (Full Live Stage Demo)

同社はまた脳からの指令で筋肉が運動する際に発せられる筋電信号（ＥＭＧ）を機械学習し、四肢の一部を失った人たちが念じるだけで自由に動かすことのできるロボット義肢（図３－11）も開発するなど、多彩なビジネスを展開している（ＥＭＧについては本章の後半で改めて解説する）。

脳内データをマーケティングに応用

ここまで紹介してきたＢＭＩ製品は、いずれも脳内情報を活用して眠りの質や仕事の生産性を高めるなどユーザー個人を支援するための商品だ。

一方、それら個人向けとは対照的に、企業活動などビジネス用途のＢＭＩ開発を進めているのが日本のスタートアップ企業「ＮｅＵ」だ。同社は、東北大学と日立ハイテクが共同で立ち上げた脳科学カンパニーである。

ＮｅＵが自社のＢＭＩに採用したのは、前述の米カーネルと同じく光トポグラフィー（ＮＩＲＳ）だ。近赤外光を用いて脳の血流状態を測定し、脳の活動状況を詳細に可視化する技術である。

これにより「言語」「行動」「知覚」「記憶」「注意」「判断」などに関わる、脳の機能部

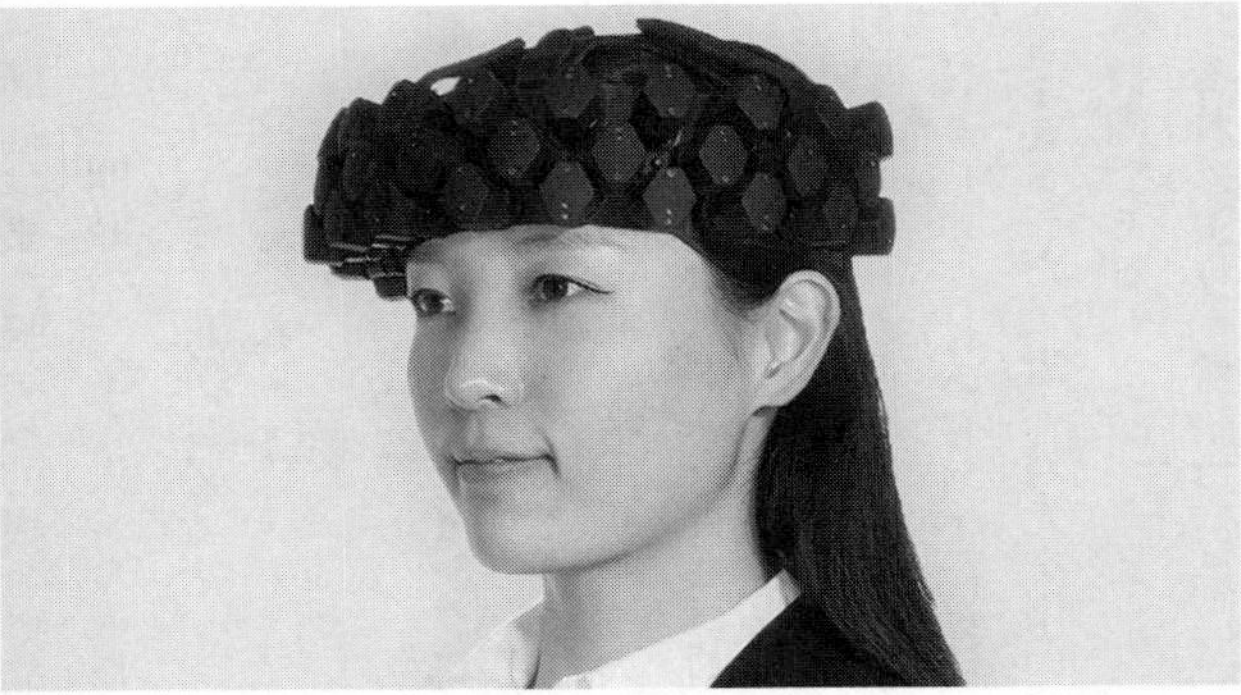

図3-12　光トポグラフィー技術に基づくNeUの脳計測ハードウエア
出典：https://neu-brains.co.jp/solution/nirs/

位や活動状況などを比較的正確に推定できるとされる。またｆＭＲＩのような大型の測定装置を必要としないため、実用面でも有利であるという。

同社は、この光トポグラフィー技術に基づく脳計測ハードウエアを開発した（図3－12）。こうした技術で消費者の潜在意識を明らかにして、それを各種業界の広告宣伝や購買分析などに応用する「ニューロマーケティング」事業を展開。また、脳の活動状況をリアルタイムでチェックしながら行なう次世代の脳トレ・プログラム「ブレインフィットネス」などのサービスも提供している。

今後は脳を計測するための端末をより小型で扱い易くして、ちょうど私たちが普段体温計で体調を推し量るのと同様、手軽に毎日の「頭の体調」を測れるようにして、生活の質的向上を目指していくという。

以上、非侵襲型のＢＭＩ開発に取り組むさまざまなスタートアップ企業を見てきた。

いずれも私たちの人生を一変させたり、社会に衝撃を与えるようなヘビーな技術（商品）というより、むしろ新たな趣向のエンターテインメントや生活の質的向上などを目指したライトな技術という印象を受ける。また、本当に喧伝するような効果があるかどうかは、今後の市場の反応を慎重に見極める必要があるだろう。

侵襲型ＢＭＩの実用化に向けた動き――安全性の問題と心理的抵抗感

一方、侵襲型のＢＭＩは現在、ニューラリンクやパラドロミクスをはじめ世界でも限られた数の企業が商用化に向けて技術開発を加速させている。

ただ、頭蓋骨をドリルで切開して電極（センサー）のような異物を脳に埋め込むだけに、そう簡単に実用化できるわけではない。脳に埋め込まれた異物が炎症・出血・化膿を引き起こすのではないかという安全面での懸念や、突如現れた新種の脳外科手術に対する一般消費者の恐れ・違和感などさまざまな課題が山積している。

それでも企業各社が敢えて実用化に踏み切るとすれば、相当強い動機や必要性に迫られてのことだ。その条件に最もマッチするのは、重度の身体麻痺に対するリハビリ治療など医療分野への応用であろう。

第1章でも紹介したように、数あるBMI企業の中で最も知名度の高いニューラリンクは、脊髄損傷や神経変性疾患《しんけいへんせいしっかん》などで身体が麻痺した患者らに向けて侵襲型の技術開発を進めている。そして、同社以外のケースでも概ね、これと同様の医療応用を目指している。

侵襲型BMIには、それを実現する上で幾つかの異なる方式がある。

その一つは、(第1、2章で紹介したように)頭蓋骨を切開して脳にセンサーや半導体チップなどを埋め込む方式だ。これは既に大学など基礎研究レベルでは実際の患者らを対象に臨床試験が実施されているが、ニューラリンクなど事業化レベルでは未だマウスや豚、あるいはマカク猿などを使った動物実験の段階だ。

ただ、脳にメスを入れて異物を埋め込むといった一種過激な方式には、いくら身体麻痺など重度障害に対処するためとはいえ、患者らの間で心理的な抵抗感が生じる可能性もある。そこで、これよりは若干穏便な方法でBMIの医療応用を目指す企業もある。

脳に張り巡らされた血管を利用

その一つが、米豪両国に拠点を構えるスタートアップ企業「シンクロン（Synchron）」だ。同社が開発した「ステントロード（Stentrode）」と呼ばれる技術は、脳内の血管を介して医療用ＢＭＩを実現するという風変わりな方式だ。

私たち人間の脳内には無数のニューロン（神経細胞）や、その働きをサポートするグリア細胞などが存在し、これらが共同して高度の情報ネットワークを形成している。

昼夜を問わず活動するこれら脳細胞に、酸素や水分、栄養分などを絶え間なく供給するため、大量の血液が必要とされる。また、それら脳細胞の活動によって生じる二酸化炭素や老廃物などを排除するため、これらを含んだ血液を心臓へと循環させることも必要だ。

このために、脳内には各種の動脈や静脈、毛細血管などが張り巡らされている。

シンクロンが開発したステントロードは、これら血管のうち特に「静脈」の内部へと挿管される網状センサーだ。このステントロードという呼称は、「ステント」と「エレクトロード（電極）」を足し合わせた造語である。

この説明に入る前に、まずは近年、いわゆる内科的手術、あるいは「切らない手術」として注目されている「カテーテル治療」や「ステント治療」について簡単に紹介しておこう。

ステントは金属製の網状チューブで、通常はカテーテルと呼ばれる直径数ミリの柔らかいチューブとともに使われる。

医師はまず、脳梗塞や心筋梗塞などを起こした患者の手首や脚の付け根の動脈からカテーテルを挿入し、これら病気を引き起こす動脈の狭窄部《きょうさくぶ》まで到達させる。

ここから、閉じた状態のステントをカテーテルに挿管して狭窄部まで送り届ける。そしてステント内部のバルーンを膨らませてステントを開かせ、狭くなっていた血管を押し広げる。こうして血管内で血液がスムーズに流れるための十分なスペースを確保することによって、これらの病気を治療するのである。

切らない手術でBMIを実現

ステントロードはこのステントをＢＭＩに応用した画期的な技術だ。近い将来、実用化された暁には、脊髄損傷や神経変性疾患などで身体の麻痺した患者のリハビリなどに使われることを想定している。

医師はまず患者の首の付け根からカテーテルを差し込み、静脈を通して脳まで到達させる。このカテーテルに閉じた状態のステントロードを挿管して脳まで送り届ける。ここからカテーテルを引き抜きながらステントロードを開き、そのまま脳の静脈内に留置するのである（図3－13）。

ステントロードには多数のセンサー（電極）がついている。静脈は脳全体に張り巡らされているので、その内部に留置されたステントロード（の電極）は、脳内のニューロンが発する電気信号を広範囲に亘って測定することができる（図3－14）。

一方、患者の胸部皮下にはマイナーな手術でステントロードの小型中継装置が埋め込まれ、これが脳から送られてきた電気信号を無線で外部に送信することによって、身体の麻痺した患者がコンピュータやロボット・アームを操作したり、行く行くは失われた手足の自由を取り戻すことを目指している。

ステントロードの長所は、ニューラリンクのように電極やチップを脳に埋め込むための切開手術を必要としないこと。つまり「切らない手術」のＢＭＩ版というわけだ。このため患者にとって安全性が比較的高く、心理的抵抗感の小さい侵襲型ＢＭＩを実現できる、と期待されている。

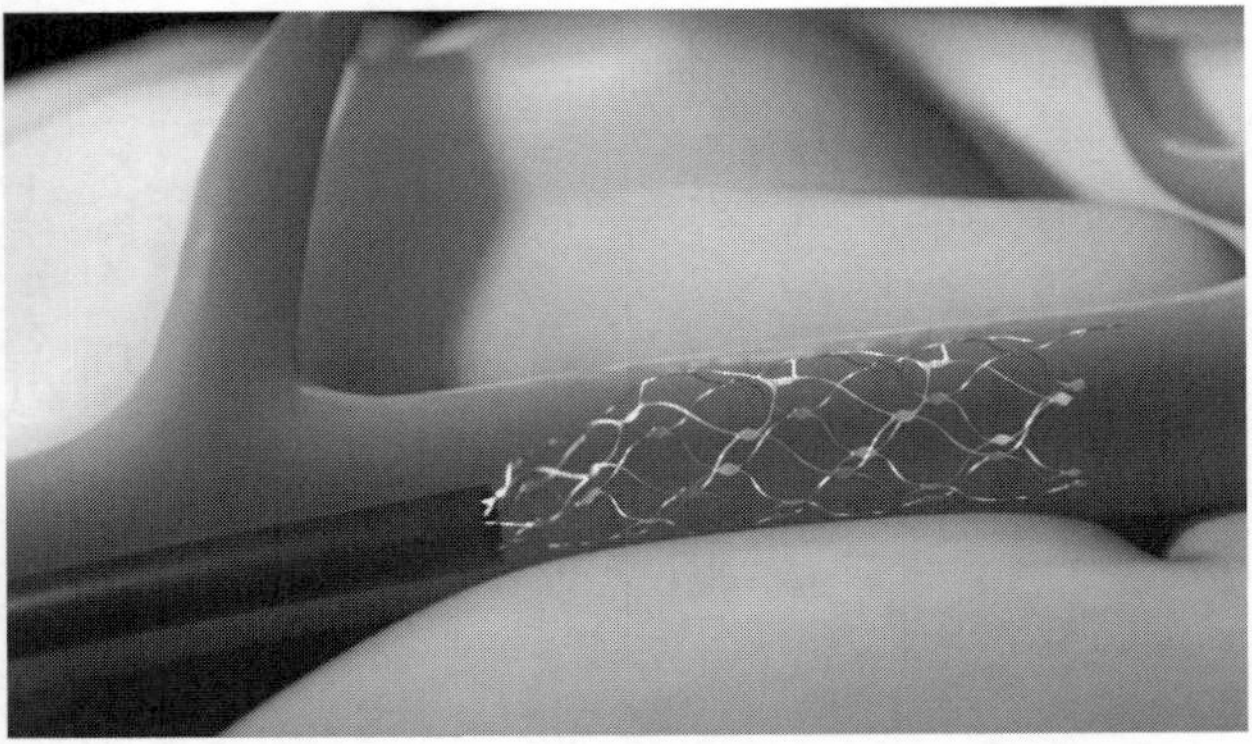

図3-13　カテーテルの中で閉じていたステントロードが開いて、脳の静脈内に留置される様子
出典：Synchron Stentrode: Brain Computer Interface for Paralysis

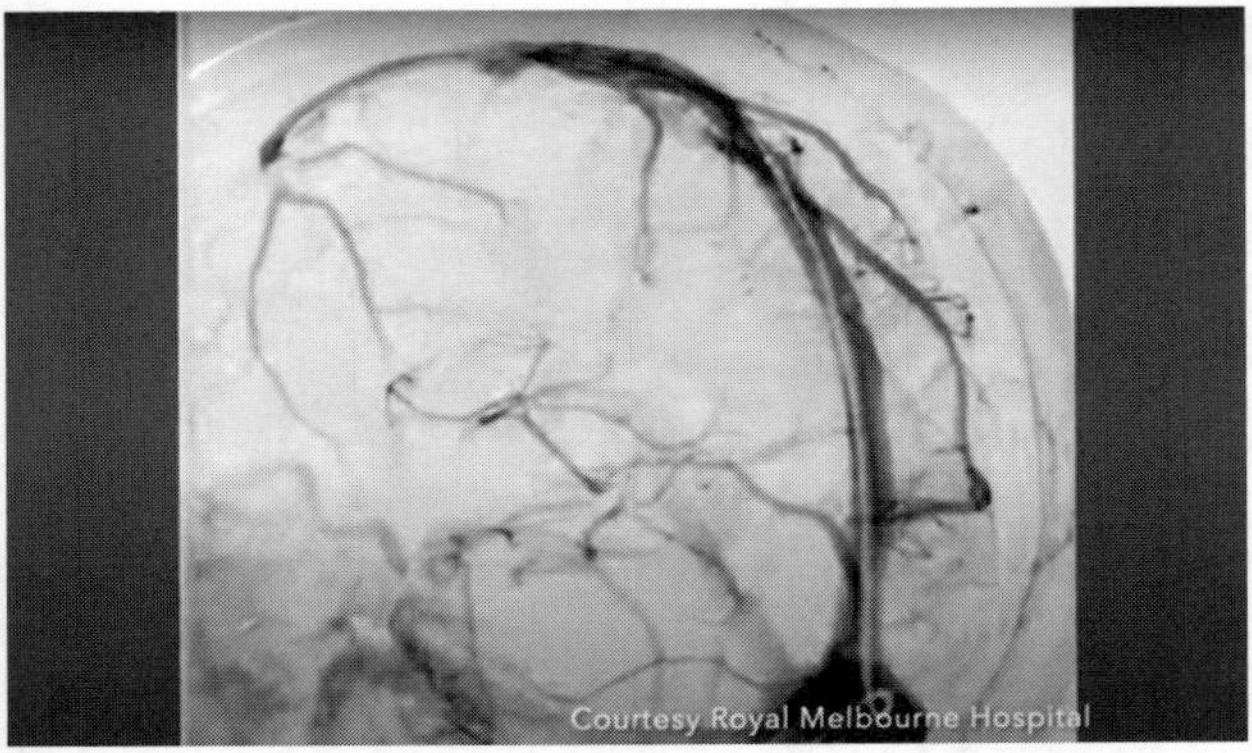

図3-14　ステントロードは静脈を通じて脳全体に広がる
出典：Stentrode brain computer interface online in first two human patients

脳の全容解明には程遠くてもＢＭＩは実現できる

２０２１年７月、米国のＦＤＡ（食品医薬品局）はシンクロンによるステントロードの臨床試験の申請を認可した。今後、米国内で６人の患者を対象に試験が進められ、その治療効果のみならず、外部から脳へのハッキングの危険性などサイバー・セキュリティ面も含め、広範囲に亘る安全性がチェックされる。

これらの試験を無事パスすれば、ステントロードは今後３～５年以内に商品化（実用化）できると同社は見ている。

また米国に先立って２０１９年、シンクロンはステントロードの臨床試験をオーストラリアで既に開始している。ＡＬＳ（筋《きん》萎《い》縮《しゅく》性《せい》側《そく》索《さく》硬《こう》化《か》症《しょう》）で身体麻痺が進行中の患者ら４名が、その被験者として参加した。

これまでに、患者が脳で念じることでパソコンに文字を入力したり、メールの送受信やオンライン・ショッピング（Ｅコマース）、オンライン・バンキングなども行なえるようになった（図３－15）。

同じく身体が麻痺すると言っても、脊髄損傷とＡＬＳのような神経変性疾患とではＢＭＩのアプローチが異なる。脊髄損傷の場合、脳自体は無傷であるのに対し、神経変性疾患

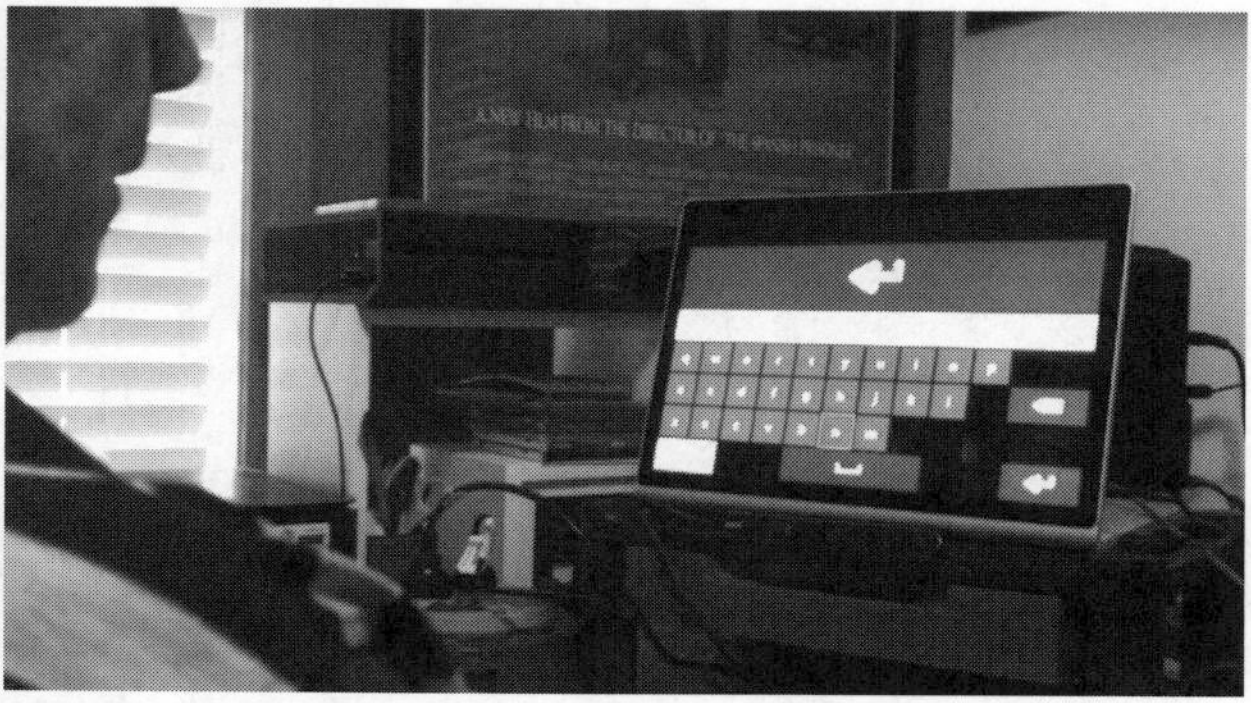

図3-15　脳にステントロードを入れた患者が念じることでパソコンに文字入力する様子
出典：Stentrode brain computer interface online in first two human patients

では脳自体が損傷している。従って後者の場合、損傷を免れた脳の領域を上手く活用して別の目的に使うなどの工夫が求められる。

　たとえばシンクロン（ステントロード）の臨床試験に参加した患者の一人は、パソコン画面上でクリック操作をする際には、心（脳）の中で左足の踝《くるぶし》を軽く叩くような動作を想像する。すると上手くクリック・ボタンを押すことができる。

　この患者の場合は、たまたま脳の運動野の中で踝に対応する領域の電気信号が最も強かったので、（シンクロンの技術者らは）それをクリック操作に当てることにしたからだ。脳を意識や心を生み出す神聖な存在というより、むしろ制御可能な一種の機械として扱っていることが分かる。

　実は、この事例に現在のＢＭＩが抱えている課題、そして逆に可能性も集約されている。

第2章でも紹介したように、現在の脳科学は物理学に例えれば、未だ16世紀のガリレオに時代にあると皮肉られる程、ある意味遅れている。

確かに私たちの脳を構成する約850億〜1000億個とも言われるニューロン、さらにはグリア細胞などの物理・化学的性質は、かなり解明されてきた。しかし、それら無数の脳細胞がいかに連携し作用しあって、私たちの意思や感情、意識や心といった本質的な要素（精神性）を形成しているのか？　その仕組みは今でも、ほとんど謎に包まれている。

つまり最も重要なことが未だ解明されていない中で、脳に半導体チップや（ステントロードのような）センサーを埋め込んだところで、一体何ができるというのか？　脳科学者の中には、このようにBMIに対して否定的な姿勢を示す人も少なくない。

これに対しBMIを積極的に推進する人たち、たとえばマスク氏のようなIT分野の関係者は「それでも構わないから、やってしまおう」というスタンスである。

それは非常にプラグマティック（実利的）な考え方に基づいている。

毎年、さまざまな事故などで脊髄を損傷する人たちの数は、世界全体で25万〜50万人にも上ると見られている（日本WHO協会による推計）。また脳卒中をはじめとする病気や事故で身体が麻痺したり、視覚や聴覚、話す能力などを失った人たちは、世界全体で累計数億人に達するとの見方もある。

こうした患者らが一日でも早い機能回復を待ち望んでいる中、それを実現するために脳が意識や心、感情や思考などを生み出す高次機能の全容解明を待たねばならないとしたら、少なくとも何十年、ひょっとしたら何百年もかかるかもしれない。

それほど気長に待つ余裕はないし、それはむしろ非倫理的であろう。たとえ極めて限定的であったとしても、現時点で解明されている脳科学の範囲内でBMIの技術開発に着手し、できる限りのスピードで実用化を進めていこう——これがBMI推進派の基本的な考え方なのである。

AIによるパターン認識が大きく貢献

実際、それは既に、ある程度の成果をあげている。

第2章で紹介した「ブレインゲート」のような研究プロジェクトの場合、そこで使われている「ユタ・アレイ」とよばれる脳内センサーは僅か数百個の電極しか備えていない。またマスク氏のニューラリンクなどが開発中のBMI技術でも、脳内に埋め込まれる電極の数は多くても６０００個程度である。

この程度の電極数では、脳内で活動の様子を測定できるニューロンの数はせいぜい数千個に留まる。これは脳全体で最大１０００億個とも言われるニューロン総数に比べれば、まさに「大海の一滴」に過ぎない。

ところが、こうした限定的な状況下でも、脳の運動野など特定の領域に埋め込まれたセンサーが掬《すく》い上げる電気信号によって、身体麻痺の患者がロボット・アームを操作したり、パソコンに文字を入力するなどの研究成果が報告されている。

要するに、脳の高次機能の全容解明には程遠く、臨床試験などで実際に使える技術的手段も極めて限られている中、それでも研究者が「やれる範囲で構わないからやってみよう」と始めてみたら、それなりの成果が上がっている――これが侵襲型ＢＭＩの現状だ。

そこには近年、目覚ましい発展を遂げたＡＩの技術が大きく貢献している。中でもディープ・ニューラルネット、あるいはディープラーニングと呼ばれるＡＩ技術はいわゆる機械学習と呼ばれる手法により、大量のデータを統計的に処理して、ある種のパターンを抽出する作業に長《た》けている。

現在のＢＭＩ開発でも、こうしたＡＩ技術が本質的に重要な役割を果たしている。

ＡＩは脳の視覚野や運動野、あるいは言語野のような特定の領域に埋め込まれたセンサーが時々刻々と送信してくる大量のデータ（脳内信号をデジタル化した情報）を機械学習し、それをパターン認識することによって、特定のアクションと紐づけることができる。（前述の）シンクロンを脳に入れた患者が「左足の踝を叩く動作を頭の中で想像すると、パソコン画面をクリックできる」というのが、まさにこれに該当する。

こうしたプラグマティックな手法や考え方は、科学的に真正面から「心」や「意識」あるいは「思考」など、脳機能の全容解明を目指している研究者らの目には邪道と映るかもしれない。

しかし医学の歴史を振り返れば、アレキサンダー・フレミングによる抗生物質ペニシリンの発見やエドワード・ジェンナーによる天然痘ワクチンの開発など偉大なブレークスルーは、当初はその科学的な原理や基本的な仕組みすら不明なまま、「とにかく、やってみたら上手くいった」から始まっている。

それらの科学的メカニズムが解明されたのは、分子生物学が発達した20世紀後半になってからのことだが、仮に医学界がそこまで抗生物質やワクチンの実用化を待っていたとしたら、本来救われていたはずの多くの人命や健康が失われていたであろう。

従ってBMIでも、「とにかく今、できる範囲で始めてみよう」というのは何ら後ろ指を指されるような姿勢ではない。それどころか、このように積極的に脳に介入することで、むしろ脳科学のさらなる発達を促す可能性もある——これがBMI関係者の偽らざる本音なのである。

私たちの脳内データは誰のものになるのか

しかし、こうした大義名分のもとに、ニューラリンクやフェイスブックなどIT企業が私たちの脳内にまで進出してくることには、個人データやプライバシー保護の観点から懸念の声も聞かれる。

ただでさえ、既に全世界で何十億人もユーザーが四六時中、スマートフォンやソーシャル・メディアを介して、自らの個人情報をIT企業に預けている。これら膨大で注意を要するデータが適切に管理されているとは言い難い状況にある。

2018年には、フェイスブックから推計8700万人分のユーザー・データが、英国の政治コンサルティング会社ケンブリッジ・アナリティカに不正流出していたことが発覚した。

この事件では、ケンブリッジ大学の心理学者が「学術目的の性格診断アプリ」と称してフェイスブック・ユーザーの個人情報を大量に取得し、締めて100万ドルでケンブリッジ・アナリティカ社に売却していた。これが欧米メディアによって報じられると、フェイスブックは世界的な非難を浴び、ケンブリッジ・アナリティカは廃業に追い込まれた。

このケースに象徴されるように、GAFAに代表される巨大IT企業はこれまで私たちの個人データをかなり杜撰《ずさん》に扱ってきた。これに対する懸念が、EU（欧州連合）の「GDPR（一般データ保護規則）」など、個人情報の管理・保護を強化するための規制へとつながっていったのだ。

要するに「IT企業にこれ以上、私たちの個人情報を渡していけない」というのが現在の世界的な気運なのである。そうした中、フェイスブックのようなIT企業が「プライバシーの最後の砦」とも言える脳の内部、つまり私たちの頭の中にまで踏み込もうとしていることに、各国の有識者は神経を尖らせている。

2019年9月、英国の王立学会は「iHuman Neural Interfaces」という報告書を発表。今後のBMIが引き起こす技術革命に大きな期待を寄せると同時に、強い警鐘も鳴らした。

報告書によれば、脳に埋め込まれる高度な半導体チップにより、さまざまな病気や怪我などで身体の麻痺した患者らが症状を改善させたり、普通に歩けるようになる時代が近づいている。それどころか私たち人類はいずれテレパシーを操り、楽器の演奏やスポーツなどの高度スキルを脳にダウンロードできるようになるという。

一方、脳内で取得されるデータは私たちにとって最もプライベートな情報だ。綺麗事抜きに日ごろ私たちが本当に欲しがっているもの、つまり消費意欲に関する本音も曝《さら》け出してしまう。それは私たちの予想もしない形で企業のマーケティングやターゲティング広告等に利用される恐れもあるため、一際強い保護が求められる。

報告書の共著者である英エジンバラ大学のサラー・チャン教授は「我々が（フェイスブックのような）ソーシャル・メディアとの経験から学んだように、今後、脳内データを誰が所有し、それが何に使われたのかに注意しなければならない。また、その有害な使用に対する防御策を今から考えておく必要がある」と述べた上で、BMIの倫理的問題に対処する規制機関の必要性を訴えている。

同報告書はまた、BMIによって社会格差が拡大する恐れも指摘している。

本格的なBMI技術は非常に高価であることから、その恩恵に与ることができるのは、ごく一部の富裕層、あるいは国家レベルでは一部の先進国に限られる。この結果、富める者や先進国が益々豊かになる一方で、貧しい人たちや途上国は取り残され、貧富の格差が今以上に広がってしまう。

そればかりではない。この技術は、職場における新たな監視システムなど人権侵害を引き起こす恐れもあるという。

企業が従業員に対し、脳にセンサーや半導体チップを埋め込むことを強制するのはさすがに考え難いが、それでもヘッドマウント型のウエアラブル端末などの装着を従業員に推奨することは十分あり得る。これを介して、私たち労働者が職場で勤務しているときに、脳の内部で感じていることや考えていること、ひいては「上司への忠誠心」や「仕事への意欲」の有無などが雇用主（企業）に筒抜けになってしまうというのだ。

私たちの口から出る言葉とは違って、脳内にある「気持ち」や「好き嫌い」、「やる気」や「欲望」などの情報は嘘をつくことができない。そこに目敏《めざと》く狙いを定めたＩＴ企業の動きには、なるべく早い段階から用心しておく必要があると同レポートは訴えている。

技術の悪用・乱用を防ぐための規制作り

以上のように、パワフルなBMIが悪用、あるいは乱用されたときの危険性を指摘する声は枚挙《まいきょ》に暇《いとま》がない。

一部の識者によれば、近い将来、悪質なハッカーや犯罪集団などが、脳に埋め込まれた半導体チップを介して私たちの心身を自由に操ってしまう恐れがある。つまり私たちが彼らの操り人形になってお金を渡してしまったり、逆に詐欺の片棒を担《かつ》がされるなど思わぬ犯罪に手を染めてしまうかもしれないというのだ。

またビデオゲームのメーカーがBMIを使って、ユーザーの脳をゲーム依存症へ変えてしまうなどのシナリオも囁かれている。

これら近未来の犯罪は「ブレインハック」あるいは「ブレインジャック」などと呼ばれる。

さらには脳からの電気信号で自在に操作できるロボット義肢が飛躍的に進化すれば、いずれパラリンピックの記録がオリンピックを上回り、より高みを目指す（健常者の）アスリートが敢えて自らの四肢を切断してロボット義肢を装着する恐れもあるという。

こうした極端な発想は「トランスヒューマン（超越した新人類）」と呼ばれ、一部マニアックな人たちの間で持て囃《はや》されている。

さまざまな懸念が持ち上がる中、今後ＢＭＩ技術が適切に運用されるためのガイドラインや規制が必要になってきた、との声も聞かれる。

（第２章で紹介した）慶應義塾大学の牛場潤一准教授ら世界のＢＭＩ研究者達は、米国の科学誌サイエンスに論文を投稿し、以下の３点を主張した。

①法的責任の明確化

脳に埋め込まれた半導体チップなどＢＭＩが誤作動し、事故が起きてしまった場合、その法的責任は誰がとるべきか。ＢＭＩを操作した本人の責任なのか、それともメーカーなど開発者が責任を負うべきか等、今から議論をしておく必要がある。

②脳の個人情報保護

ＢＭＩを通じて脳内の情報が盗まれたり改ざんされることが起きないように、開発段階で技術的な対策が必要とされる。

③技術情報の正確・迅速な開示

ＢＭＩ技術は未だ研究開発の途上にあり、その可能性や脳への悪影響など不明な点も多い。今後、研究開発が進められる中で、これらの情報が正確かつ迅速に開示され、適切な運用や規制の在り方が議論される必要がある。

一方、米コロンビア大学でＢＭＩを研究するラファエル・ユステ教授は各界の科学者らに声をかけ、「ニューロライツ・イニシアティブ（脳内の人権を守るための取り組み）」と称する運動を開始。英国の科学誌ネイチャーに論文を投稿し、脳の内部における「プライバシー保護」や「自己同一性の確保」、「過激な能力強化の禁止」などを訴えた。

さらにＯＥＣＤ（経済協力開発機構）もＢＭＩなどブレインテックに関する独自のガイドラインを発行し、「責任あるイノベーション」や「安全性評価の優先」、「技術乱用の監視」など9つの原則を提示した。

これら一連の動きを受け、南米チリでは2021年3月、フェイスブックなど米国の巨大ＩＴ企業から国民の脳内データを守るための法案が議会に提出され、年内の法制化を目指して審議が始まった。

他方で、これらさまざまな懸念や規制などを時期尚早として逆に批判する意見も聞かれる。

「脳からの文字入力」計画中止が意味すること

米エモリー大学で神経倫理プログラムのディレクターを務めるカレン・ロンメルファンガー氏は「(ブレインテックに対する)SFのシナリオのような警戒感は度を越しており、あまりに早期の規制はこの分野のイノベーションを窒息させてしまう」と語る。

同氏をはじめ多くの専門家によれば、少なくとも現時点のBMIは、一般の人たちが警戒するようなレベルに達していないという。

確かに侵襲型BMIは患者の脳内にセンサーや半導体チップを埋め込むなど、かなり過激な技術開発によって、身体麻痺の患者がロボット・アームを操作したり、脳内で念じた文章をコンピュータに表示するなど驚くべき水準に達している。

しかしフェイスブックをはじめ多くのIT企業が開発しているのは、そうした手術を必要としない非侵襲型のBMIである。専用ヘルメットなどウエアラブル端末によって、外部から測定する脳内信号はノイズ(雑音)が多過ぎて十分な精度に欠ける。仮に、そのようなデータを企業が取得したところで大した使い道はないし、ユーザーのプライバシーを侵害する恐れもない。増してや、これらの企業やハッカーらがユーザーの脳を自由に操作することなど、絶対にあり得ないというのだ。

実際、そんな冷めた見方を裏付ける動きが見られた。

2021年7月、フェイスブックは自社の公式ブログで（2017年頃に開始した）光学画像方式による「脳からの文字入力」開発プロジェクトを中止すると表明した。（第1章でも紹介したように）その開始当初から、BMI専門家らの間で「実現は困難」と見られていたが、その予想が的中した格好だ。

フェイスブックの当初計画では、ユーザーがヘルメットや眼鏡型の専用端末を頭から被り、脳から念じることで、スマホなどIT端末に毎分100単語（500文字）のテキスト情報を入力できるようにすることを目指していた。

これについてフェイスブックは、カリフォルニア大学サンフランシスコ校のエドワード・チャン教授らの研究チームを資金的に援助する見返りに、その研究成果を自社の技術に応用するつもりだった。第2章でも紹介したように、チャン教授らは手術で患者の頭蓋骨を切り開き、脳の表面にシート状のスパイク信号読み取り装置を装着することによって、脳卒中で言葉を話せなくなった患者がコンピュータを介して再び会話をできる程の技術を開発した。

これが可能であるなら、ヘルメットのようなウエアラブル端末の内側に同じくシート状の読み取り装置を取り付ければ、たとえ頭の外側からでも十分な精度の脳内信号を取得できるのではないかとフェイスブックは考えたのだ。

しかし、この考えは甘かった。脳は、その周りを取り巻く髄膜や頭蓋骨で強固に守られている。これらのバリアを通過して頭の外に漏れ出した脳内信号はノイズが多過ぎて、とてもではないがフェイスブックが狙っていた「毎分100単語のテキスト入力」を可能にするような高品質の情報は得られなかったのだ。

このように非侵襲型BMIの限界を思い知らされたフェイスブックであったが、逆に侵襲型BMIの開発に切り替えるという選択肢はあり得なかった。同社のCEOマーク・ザッカーバーグ氏は以前から侵襲型に拒絶反応を示していた。ユーザーの個人情報の扱いを巡る、自らの経験がトラウマになっていたからだ。

2018年、フェイスブックから英ケンブリッジ・アナリティカへの個人情報漏洩が発覚した際、ザッカーバーグ氏は米国議会の公聴会に召喚され、100人以上の議員から計10時間近くに亘って厳しい質問を浴びせられた。また、それから間もなく欧州議会の公聴会にも召喚され、やはりヘトヘトになるまで詰問された。

もしもフェイスブックが侵襲型ＢＭＩの開発に乗り出したとすれば、「きっとまた自分は議会の公聴会に召喚されるだろう」とザッカーバーグ氏は心配した。しかも今度はユーザーの脳を切り開き、そこにセンサーや半導体チップを埋め込んで脳内情報を取得する技術についての尋問である。ただでさえ意地悪な議員たちから、どんな質問が飛んでくるか知れたものではない。

「その件で議会の公聴会に呼ばれるのだけは御免だ」と、ザッカーバーグ氏は半ば皮肉交じりに部下たちに釘を刺したとされる。

脳外科手術をせずにできることとは

結局、フェイスブックは光学画像方式による「脳からの文字入力」計画は中止するが、これとは異なる方式の技術開発は続行することにした（それまでフェイスブックはさまざまな方式の非侵襲型ＢＭＩを試してきたのである）。

それは「ＥＭＧ（ElectroMyoGraphy）」と呼ばれる方式で、（第2章でも紹介した）大学や病院などで使われているＥＥＧ、つまり脳波を測定する技術と混同しそうだが、両者は別物だ。

ＥＭＧとは、私たちが手足など身体を動かす際に、それらの筋肉で発生する微弱な電場の変化（一種の電気信号）を測定する技術だ。いわゆる「筋電図」に使われている技術である。

フェイスブックの公式ブログによれば、同社のリアリティ・ラボでは約４年間に亘ってＡＲ（拡張現実）用のウエアラブル端末の開発に取り組んできた。この端末は振動や圧力による触覚フィードバック機能を備えており、そこにＥＭＧが使われるという。

この技術は、同社が２０１９年９月に推定５億ドル（５００億円以上）で買収した「コントロール・ラブス（CTRL-Labs）」社の技術をベースとしている。フェイスブックに買収されるまで、このスタートアップ企業はＥＭＧ方式によるリストバンド技術を開発してきた。

実際、フェイスブックの公式ブログにアップされたデモ動画には、「ニューラル・リストバンド」と呼ばれるウエアラブル端末の使われる様子が撮影されているが、それはコントロール・ラブス製の端末とよく似ている。

ニューラル・リストバンドには血圧計のような空気注入部が８つあり、それらが自動的

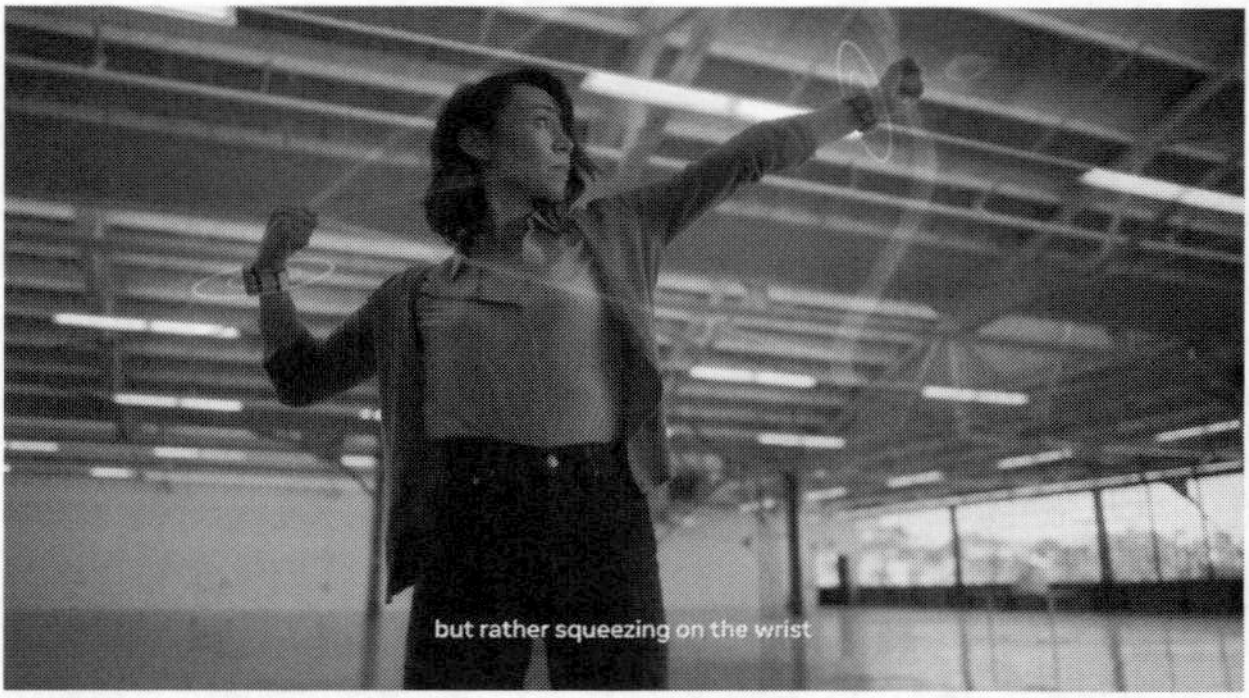
but rather squeezing on the wrist

図3-16　フェイスブックのニューラル・リストバンドを使ったデモの様子
出典：Inside Facebook Reality Labs: Wrist-based interaction for the next computing platform

に作動することによって手首を締め付けたり、逆に緩めたりすることができる。

デモ動画に登場する女性が、AR技術による一種の仮想空間に表示された標的に向けて、同じく仮想の弓矢をぐっと引き絞ると、腕の筋肉における電場の変化（筋電信号）をリストバンドが捉《とら》えて、それに応じて手首に圧力をかける（図3－16）。

すると「感覚代行（sensory substitution）」と呼ばれる仕組みによって、たとえ両手が空《あ》いている状態でも、まるで本物の弓を片手で握って、もう片方の手でその矢を引いているような感覚を実現できる、とされる（感覚代行については第4章で詳しく説明する）。

フェイスブックは、これと同様の技術を使って

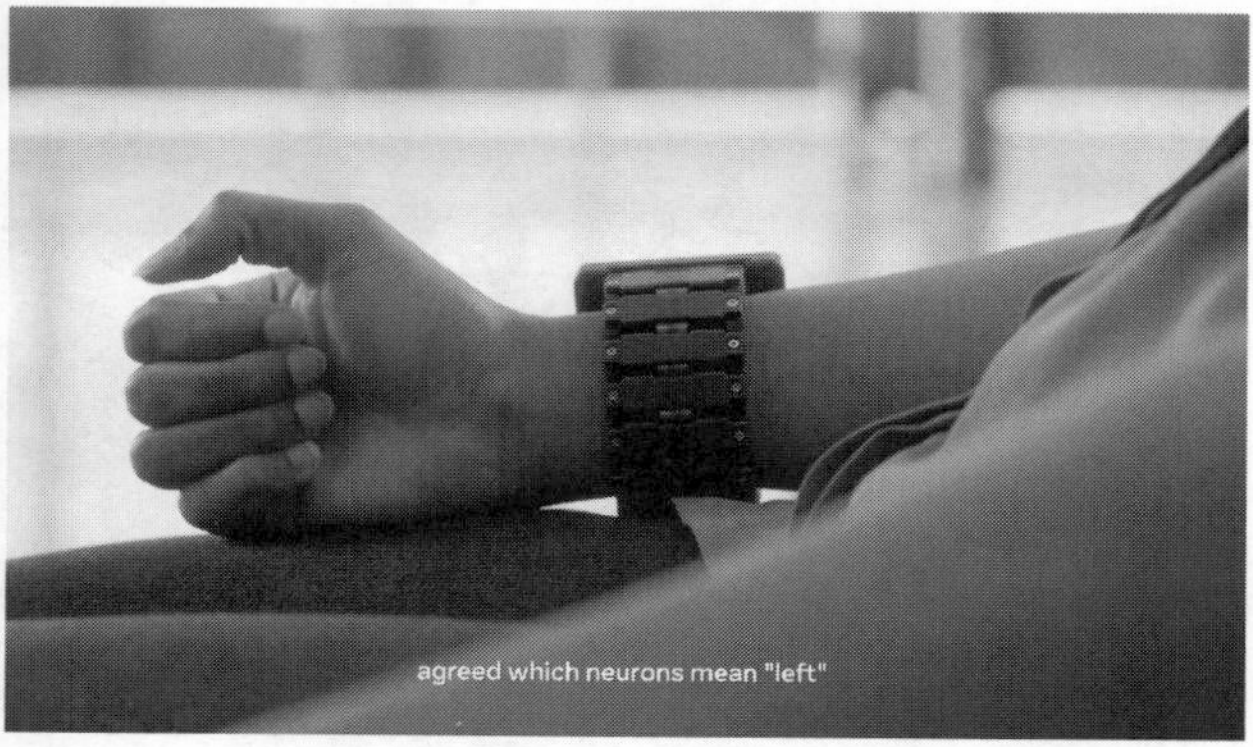

図3-17　ニューラル・リストバンドからの触覚フィードバックによって、実際には存在しないクリック・ボタンを押したような感覚を得ることができるという

出典：Inside Facebook Reality Labs: Wrist-based interaction for the next computing platform

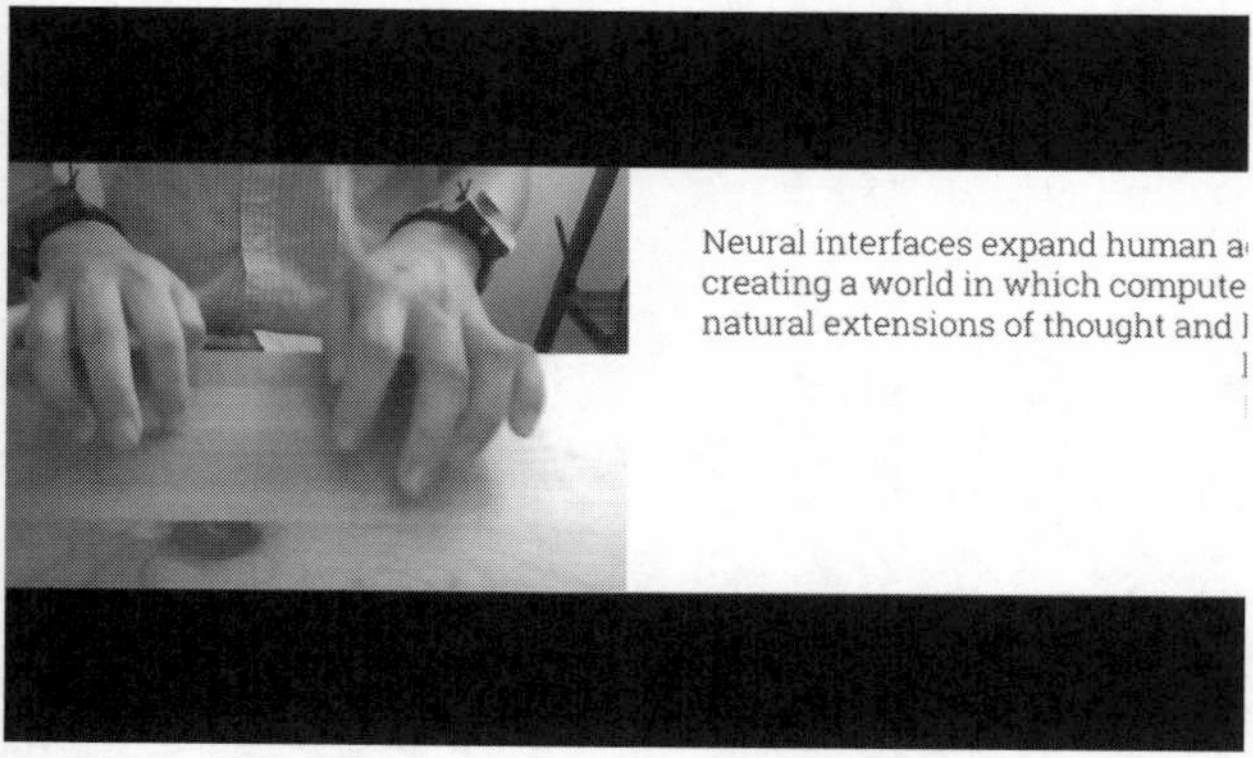

図3-18　ニューラル・インタフェースを使えば、実際には存在しないキーボードをあたかも使っているかのように文字を入力できるという

出典：Inside Facebook Reality Labs: Wrist-based interaction for the next computing platform

AR空間における仮想のクリック・ボタン操作やテキスト入力などに現実的な手応えを与えようとしている（図3-17、18）。このような技術を同社は「ニューラル・インタフェース」と総称している。

しかし考えてみれば、これらはマスク氏のニューラリンクなどが実現しようとしている本来のBMIとは大分異なる試みだ。

BMIは本来、脳から直接コンピュータやスマホを操作するための技術だが、フェイスブックは見慣れぬ拡張現実空間の中に、敢えてクリック・ボタンやキーボードなど私たちが日頃慣れ親しんだインタフェースを持ち込むためにBMIを使おうとしている。

「そもそも、このような技術はBMIと呼ぶべきではない」とする厳しい意見も一部専門家からは聞かれる。EMGの筋電信号はあくまで脳からの指令に応じて動く「筋肉」が出す信号であって、脳が直接発する信号ではないからだ。

ただし、フェイスブックは今回「脳からの文字入力」計画からは撤退するが、長期的にはウエアラブル端末で脳内情報を測定する本来のBMI開発も継続したいとしている。「いつかはできるはずだ」とリアリティ・ラボの責任者は強気を崩さない。

急成長が期待できるのは医療分野

以上、フェイスブックの計画変更はBMIの現状を浮き彫りにした。

現時点の非侵襲型BMIで可能なことは、脳波や近赤外光などの技術を使って、その時々の「ムード（気分）」や「集中度」あるいは「睡眠の質」など脳の総合的状態を把握することに止まり、フェイスブックが目指すような「脳からスマホに文字を直接入力する」といった本格的なビジネス・アプリケーションを実現する段階には未だ達していない。

もちろん脳波や近赤外光の吸収量などを外部から測定するセンシング技術が近い将来、飛躍的に進化する可能性は残されている。が、逆に言えば、それが実現されない限り、非侵襲型BMIの一般消費者向け市場は急成長の道筋が見えてこない。

他方、身体麻痺の患者らに向けたリハビリなど医療・ヘルスケア用途には脈がある。

第2章で紹介した慶應義塾大学の牛場潤一准教授らは、大学発のスタートアップ企業「Connect 株式会社」を立ち上げて、脳卒中などによる重度麻痺の患者のリハビリを支援する。同社の技術は非侵襲型BMIの一種だが、既に大学における臨床研究で実績を上げているだけに事業化に対する期待も大きい。

また同じく医療分野であれば、ニューラリンクなどによる侵襲型ＢＭＩビジネスはさらに有望だ。

世界全体での患者数は正確に把握されていないが、日本では成人の４人に１人が脳卒中を発症すると言われている。こうした病気の後遺症などから、恐らく世界全体で数億人もの人たちが、身体の麻痺や言語機能の喪失など後遺症に苦しんでいるはずだ。

これらの人たちはたとえ脳に半導体チップを埋め込むなど一種過激な手術でも、その安全性と治療効果が証明されていけば受け入れる可能性は十分ある。それがいつ頃になるかは現時点で確実なことは言えないが、潜在的な市場規模は大きい。

もちろん、規制当局の反応も気になるが、既にシンクロンの「ステントロード」はオーストラリアで臨床試験が開始され、米国でもＦＤＡからゴーサインが出た。日本ではまだ何とも言えないが、少なくとも進取の気性に富む一部の国々では、安全性と治療効果、さらには社会的貢献度などを秤《はかり》にかけて、この種の技術を受け入れる態勢は整いつつあるようだ。ニューラリンクなどに向けて最近加速する巨額資金の流入は、それを先取りしていると見るべきだろう。

ただ、その先の一般コンシューマ市場となると、予測は極めて難しくなる。

筆者個人は正直、マスク氏が主張するように脳外科手術を受けてまでスマホの入力スピードを上げたいとは思わない。が、それはあくまで現時点で想定されている用途であって、この先、どんな意外な方向へとアプリケーションの可能性が拓《ひら》かれていくかもしれない。また、それに対するユーザーの反応も未知数である。現在の常識や価値観で、その将来性を否定することは控えるべきだろう。

米中対決と日本

ＢＭＩのように将来性が豊かでインパクトの大きな技術は、国際的な枠組みの中で戦略的に捉える必要もある。

中国政府は２０２１～２０２５年の中期政策大綱「第14次5カ年計画」で7つの「フロンティア・テクノロジー」を指定し、官民挙げて、これらの分野で米国に追いつくことを目標に掲げている。そこでは「ＡＩ」や「量子情報技術」「半導体」などと並んで「脳科学」が挙げられ、中でも「脳とコンピュータの融合」つまりＢＭＩが主要課題に選ばれている。

しかし、この分野で先頭を走る米国が中国の進路に立ち塞がっている。

2020年、米商務省のBIS（産業安全保障局）は、AIや半導体をはじめ13の「エマージング・テクノロジー（勃興する技術）」を指定し、主に中国を念頭に厳しい輸出規制を課した。これらの中にBMIも含まれている。

中でも侵襲型のBMIでは、ニューラリンクのような米国勢の技術が中国勢を圧倒している。この分野の開発で必須となる高度なロジック半導体（プロセッサ）や、その製造技術は米国政府による輸出禁止措置により、中国企業の手には入りにくくなっている。これが中国におけるBMI開発の足かせになっている。

そうした中、中国は天津《てんしん》大学など国内の研究機関を通じてBMI用の半導体チップを自主開発し、米国との距離を縮めようとしている。既にヘッドギアなどウエアラブル端末、つまり非侵襲型の技術では、脳波の測定精度や機器の省電力性などの点において米国勢を凌《しの》ぐ水準にまで達したとの見方もある。

しかし中国政府には、新疆《しんきょう》ウイグル自治区におけるイスラム系少数民族の再教育施設など人権侵害の疑惑がつきまとっている。脳内の情報を測定するBMI技術は、そうした施設で思わぬ目的に使われる恐れもあり、欧米政府や国際人権団体などによる格好の攻撃材料となりかねない。

一方、米中をはじめ海外の熱気とは対照的に、日本では脳研究の予算削減の影響で、大学などにおけるＢＭＩの研究室が２０１０年以降は減少傾向にある。若手研究者の新規参入も減り、研究環境は悪化の一途を辿っているとされる（「念じれば機械も動く？『脳に電極』が実現する日」、永雄総一、山崎匡、週刊エコノミスト２０２０年12月15日号より）。

本章の結論は次の通りだ。

ビジネスとしてのＢＭＩはまだ始まったばかりで、今後の市場規模や成長スピードなどは予想し難い。しかし、たとえビジネスとしての歴史は浅くとも、特に侵襲型ＢＭＩの技術開発は加速しており、これに対する投資額も最近急増するなど未来の大型市場を予感させる。

また障碍者の社会復帰など、非常に高貴な目標を掲げた技術である点も評価すべきだろう。それは今後、少子高齢化が加速する日本のような一部先進国に新たな労働力を供給するという点においても、経済や社会に重要な貢献をするかもしれない。

第4章

身体性の拡張と強制的進化の未来

――ブレインテックは人類がＡＩに勝つ最後の手段なのか？

現実世界で行なわれたSFのような実験

脳に埋め込まれる半導体チップなどテクノロジーの力を借りて、私たちの記憶力や学習能力を強引に高める――。

SFの世界では、そう珍しい話ではない。

サイバーパンク小説の起源とされる『ニューロマンサー』(ウィリアム・ギブソン著、1984年)には「マイクロソフト」(巨大IT企業のことではない)と呼ばれる小型カートリッジが登場する。これを耳のうしろに埋め込まれたソケットに差し込むと、外国語のような新しい知識、あるいは武芸やスポーツなどのスキルを(脳に直接書き込むことによって)即座にマスターできる。

ニューロマンサーは難解な作品で、筆者自身は正直、途中まで読んで投げ出してしまったが、世間ではのちの『攻殻機動隊』や『マトリックス』などポップな娯楽作品にも影響を与えたと言われ、高く評価されている。

現実世界では、さすがにこれらSFのようなわけにはいかないが、それでも似たような研究は実施されている。

アメリカ国防総省傘下のDARPA(国防高等研究計画局)は今から数年前、脳深部刺激

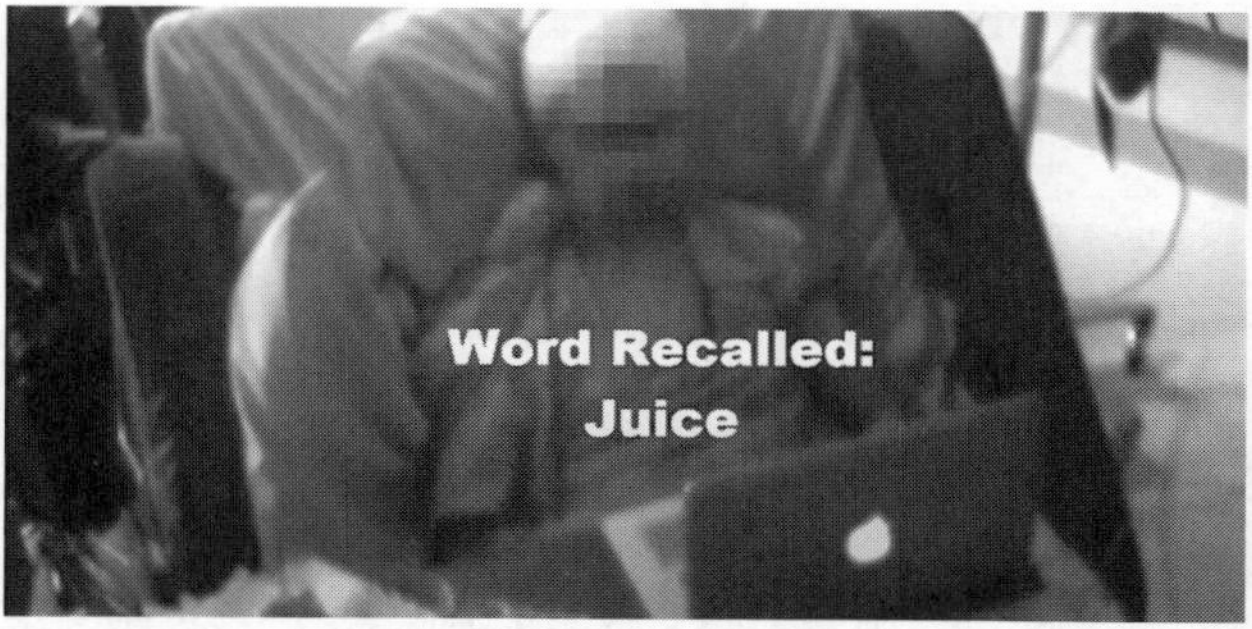

図4-1　脳深部刺激療法によって人間の記憶力を技術的に高める実験
出典：Direct Neural Interface & DARPA - Dr Justin Sanchez

療法（DBS）によって人間の記憶力を技術的に高める臨床実験を行なった（図4-1）。

その被験者となったのは、予め癲癇を治療するために脳内に複数の電極を埋め込まれた状態の男性患者。これら電極の一部は、脳の記憶（中でも「宣言的記憶」と呼ばれるもの）を司る領域に埋め込まれている。科学者らは患者の脳内にある電極を、この臨床試験に転用する旨を患者本人に打診して了承を得た。

臨床試験では、まず、この患者に「スーツ」や「かたつむり」、「ジュース」など互いにまったく無関係な12個の英単語をパソコン画面上で見せてから消した。その後、それらの中で記憶している単語を発音してもらったところ、最初は3つの単語しか思い出せなかった。

ところが、この患者の脳に電極を通じて電気刺激を与えたところ、12個の単語をすべて思い出して発音することができた。

この患者は「(脳に電気刺激を受けたあとは)頭の中に鮮明な絵が描かれたように(単語を)見ることができた」と感想を述べている。

DARPAとは何か

DARPAは周囲から「国防総省のマッド・サイエンス部門」と揶揄《やゆ》されるほど、この種の研究に熱心で、他にもいろいろと奇妙な実験を行なっている。

たとえば2014年に新設された「生物技術研究室(BTO)」では、米軍兵士の戦闘能力を高めるための「外骨格スーツ(exoskeleton)」や、化学兵器の匂いを嗅ぎ分ける「犬の嗅覚」再現技術、戦場で負傷した兵士の傷口をあっという間に塞ぐ「合成細胞組織」など突飛な研究開発を次々と実施してきた。それらのうち成功してモノになる確率はあまり高くないようだが、DARPAにはそれを公表する義務がない。

部外者から、その辺りの弱みを突かれると、DARPAの関係者は「インターネットを見ろ」と必ず言うそうだ。1969年にDARPAの前身によって開発された「アーパネット(ARPANET)」は、その後インターネットへと成長して世界を変えた。

「過去に、これだけ大きな成果があるのだから、つべこべ言うな」といったところか。

もちろんやりたい放題というわけでもなかろうが、中には「太陽系外からの（宇宙人による）侵略に備える」など荒唐無稽なプロジェクト（プログラム）もあると噂されている。

これら規格外れの目標を掲げるＤＡＲＰＡは、実際のところ研究機関というよりも、多彩な研究をコーディネートする政府組織である。自らは未来志向の大きな研究計画を立てる一方、実際の技術開発は大学やハイテク企業など外部の研究機関に委託している。

ＤＡＲＰＡは元々、20世紀中盤からの東西冷戦によって生まれた。当時ソ連が打ち上げた世界初の人工衛星による社会的衝撃、いわゆる「スプートニック・ショック」への反省から１９５８年に設立されたのだ（当時の名称はＡＲＰＡ＝高等研究計画局）。米国が二度と共産主義陣営に後れを取らないために、それを保障する先端科学技術の育成を使命としている。

ＤＡＲＰＡにはＢＴＯやＤＳＯ（防衛科学研究室）をはじめ６つの研究室があり、各研究室には年間数億ドル（数百億円）もの研究資金が政府から拠出される。各研究室には10名以上のプログラム・マネージャーがいると見られるが、こうした人たちは名門私立大学や企業など民間から選ばれるケースが多い。一旦採用されると大きな裁量権を与えられ、自身に割り当てられる数千万ドル（数十億円）もの予算をほぼ自由に使って、好きな研究テーマを決めることができる。ただし成果が出ないと、僅か数年で契約解除（解雇）されるという。

プログラム・マネージャーは、自らが選んで研究業務を委託した外部の企業や大学、科学者らと密接に連携して、遠大な開発目標の達成に挑む。が、驚くべきことに、DARPAの内部には、これら外部業者の選定プロセスやその開発目標の妥当性などを審査する監査部門は存在しないと言われる。

またDARPA内部で実際に行なわれている研究テーマを公表する義務もない。もちろん公表したければそうしても構わないが、あまり世間受けがしなかったり、物議を醸《かも》しそうなテーマが公表されることはまずない。仮に、それらが表に出るとすれば、内部情報が外部に漏れ伝わってくる噂のようなケースに限られる。

ただしDARPAのほうでも、自らの研究内容に対する社会的懸念が存在することを承知している。特に地球環境や生態系への影響が懸念されるBTOには、生物倫理の専門家から構成される諮問委員会が設置され、研究の暴走を予防すべく助言をしているとされる。

岩登りもできるロボット義手を開発

私たち一般人から見ると、正直、ＤＡＲＰＡの研究テーマには科学者の単なる好奇心に駆られた研究と思われるものも少なくない。ただ本書のテーマであるＢＭＩについては、そうした興味本位的なスタンスというより、むしろ負傷した米軍兵士らを想定した真摯な取り組みという印象のほうが強い。

ＤＡＲＰＡはかなり以前から「脳が発した電気信号で操作できる義肢」や「脳に埋め込んだ電極で、戦地での負傷による記憶障害やＰＴＳＤ（心的外傷後ストレス障害）を治療する技術」など、心身が傷ついた兵士らの社会復帰をサポートする研究開発を進めてきた。本章の冒頭で紹介した奇妙な記憶実験もその一環である。

これらの研究は２００１年9月11日に米国で起きた同時多発テロ以降、アフガン戦争やイラク戦争で負傷した米軍兵士らを念頭に着手され、２０１３年に当時のバラク・オバマ大統領の肝いりでスタートした国家的な脳研究プロジェクト「ブレイン・イニシアティブ」で加速された。

中でも、よく知られているのは、２００６年頃に開始された「革新的な義肢（Revolutionizing Prosthetics）」と呼ばれるプロジェクトだ。ここでは戦争で四肢の一部を失った退役軍人らが、日常生活で自由自在に操作できる高度な義手（ロボット・アーム）の実現を目指した。

「革新的な義肢」プロジェクトでは、DARPAは米国のジョンズ・ホプキンス大学・応用物理学研究所やDEKAリサーチ&デベロップメント社などに技術開発を任せた。DEKA社は、立ち乗り電動二輪車「セグウェイ」の開発者として知られる米国の発明家、ディーン・カーメン氏らが創業した研究機関だ。

「革新的な義肢」プロジェクトの予算として拠出されたのは、1億700万ドル（100億円以上）。ここから開発されたのが、「ルーク・アーム（LUKE arm）」と呼ばれる最先端の義手だ。

その呼称は「Life Under Kinetic Evolution（運動的進化の下における生活）」の頭文字からなる略称だが、一方で映画「スター・ウォーズ」の主人公ルーク・スカイウォーカーに由来することも間違いない。同作エピソード5「帝国の逆襲」では、ダース・ベイダーとの闘いで右手を失ったルークが実にリアルな義手を装着するシーンがある。

それは5本の指がスムーズに動く高度なロボット・アームで、外見的にも生身の手と何ら変わりない。DARPAの「革新的な義肢」プロジェクトでは、それに勝るとも劣らない高性能の義手を実現しようというわけだ。

が、実際にＤＥＫＡ社などによって開発され、２０１７年頃にお披露目されたルーク・アームに対する評価は微妙だった。デモでは、戦場で左腕を失った退役軍人らがこれを装着したが、彼ら被験者の生身の腕（の残された部分）には、予め手術で多数の電極が埋め込まれていた。

退役軍人が（失われた）左手を動かそうとすると、脳で発せられた電気信号が脊髄から末梢神経、さらに電極を経由してルーク・アームへと伝えられる。これによって彼は義手でグラスを持ち上げて水を飲んだり、容器からブドウをつまみ上げて口に入れることができた（図４－２、３）。

ただ、開発初期のルーク・アームは「脳で念じるだけで動く」とは言っても、その操作はかなり難しく、退役軍人らユーザーがある程度使いこなせるようになるまで、相当のトレーニングを要した。また実際にこの義手を使えるようになっても、その動きはかなりぎこちなかった。

その後、ルーク・アームは指先にかかる圧力や触覚などのセンシング情報をユーザーの脳にフィードバックできるよう改良が加えられた。ユーザーはルーク・アームで何かを触

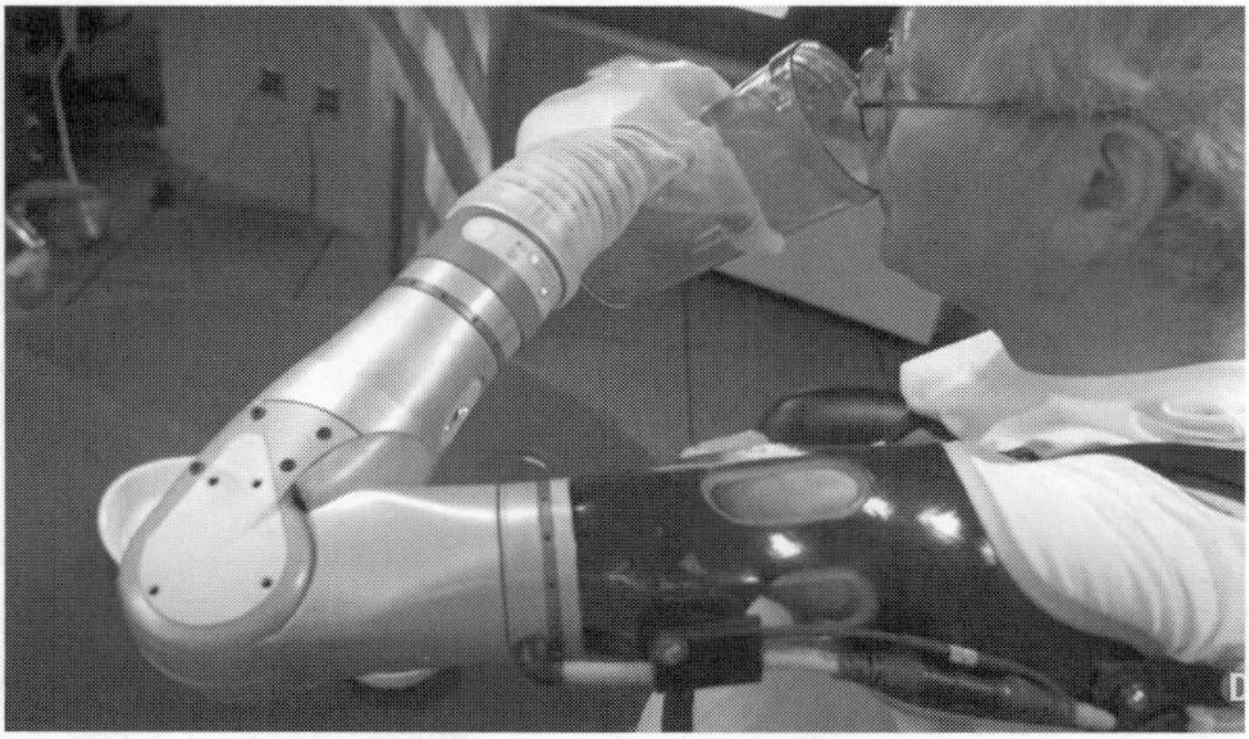

図4-2　DARPAの革新的義手「ルーク・アーム」を装着した退役軍人
出典：Veterans Receive DARPA's LUKE Arm

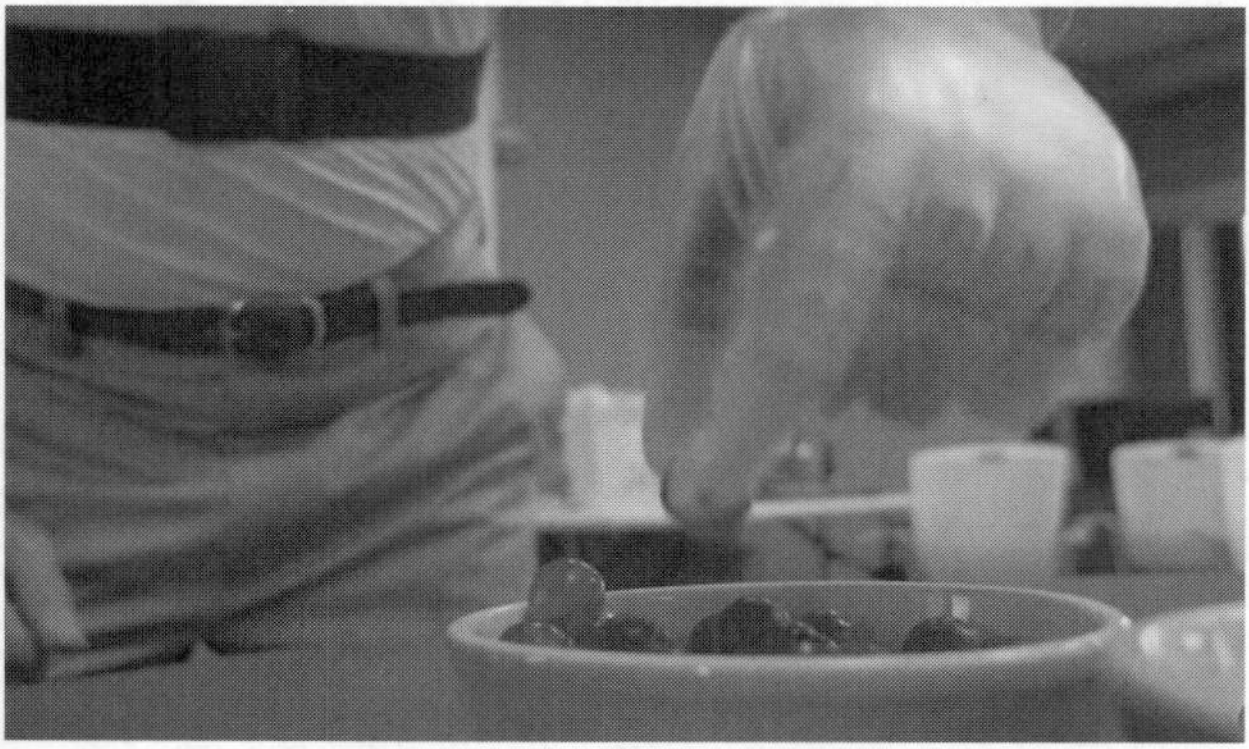

図4-3　ルーク・アームの器用な指の動きによって、ブドウを摘み上げることもできる
出典：Veterans Receive DARPA's LUKE Arm

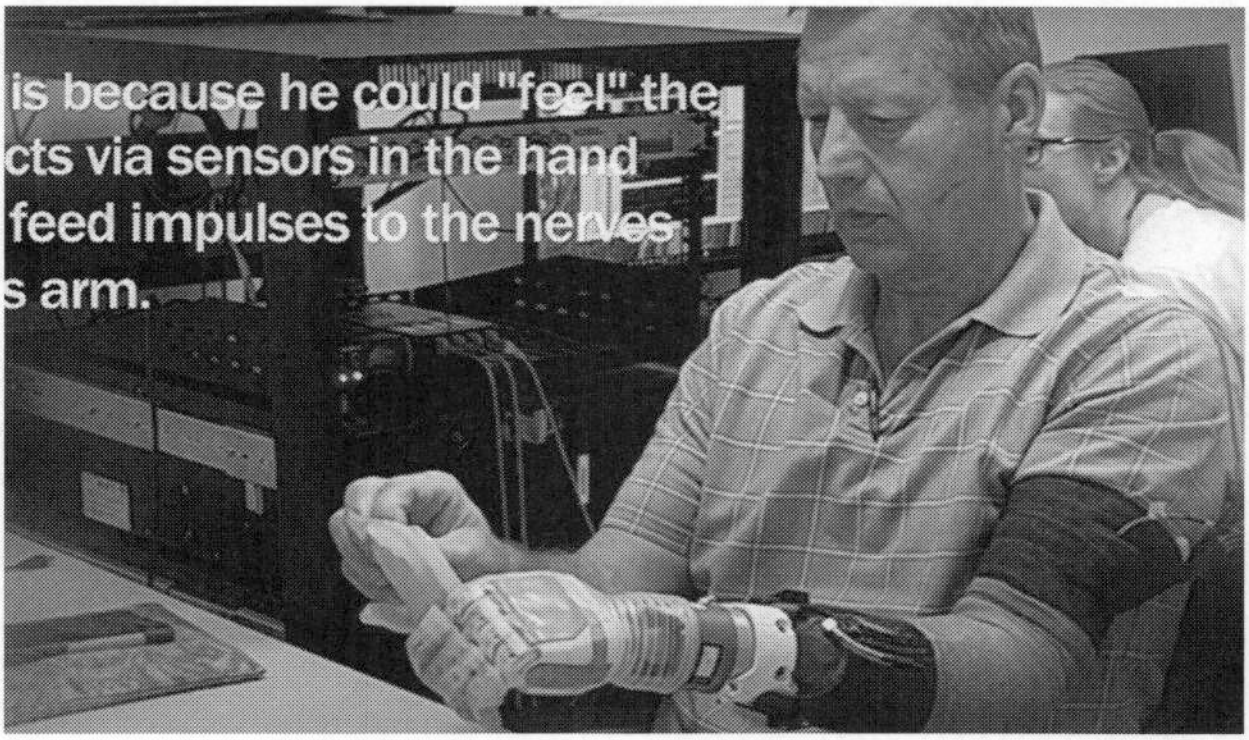
is because he could "feel" the
cts via sensors in the hand
feed impulses to the nerves
s arm.

図4-4　ルーク・アームでバナナの皮を剝く様子。物を掴んだ感触が脳にフィードバックされるので、適切な力加減で掴むことができるという
出典：LUKE Arm

ったり、掴んだりしたとき、その感触を得られるようになった（ただしモノの熱さや冷たさなどの温度情報は感じることができなかった）。

これによってルーク・アームの操作性はかなり改善され、ユーザーは義手でバナナの皮を剝《む》いたり、犬に餌を与えることもできるようになった（図4－4）。中には、この義手をつけてロック・クライミング（岩登り）に挑戦した人もいるという。

ルーク・アームは今では、DEKAの子会社モビウス・バイオニクスによって製造・販売されているが、その価格や、これまでの販売台数等は明らかにされていない。

またDEKAと共同でDARPAの革新的な義肢プロジェクトに取り組んだジョンズ・ホプ

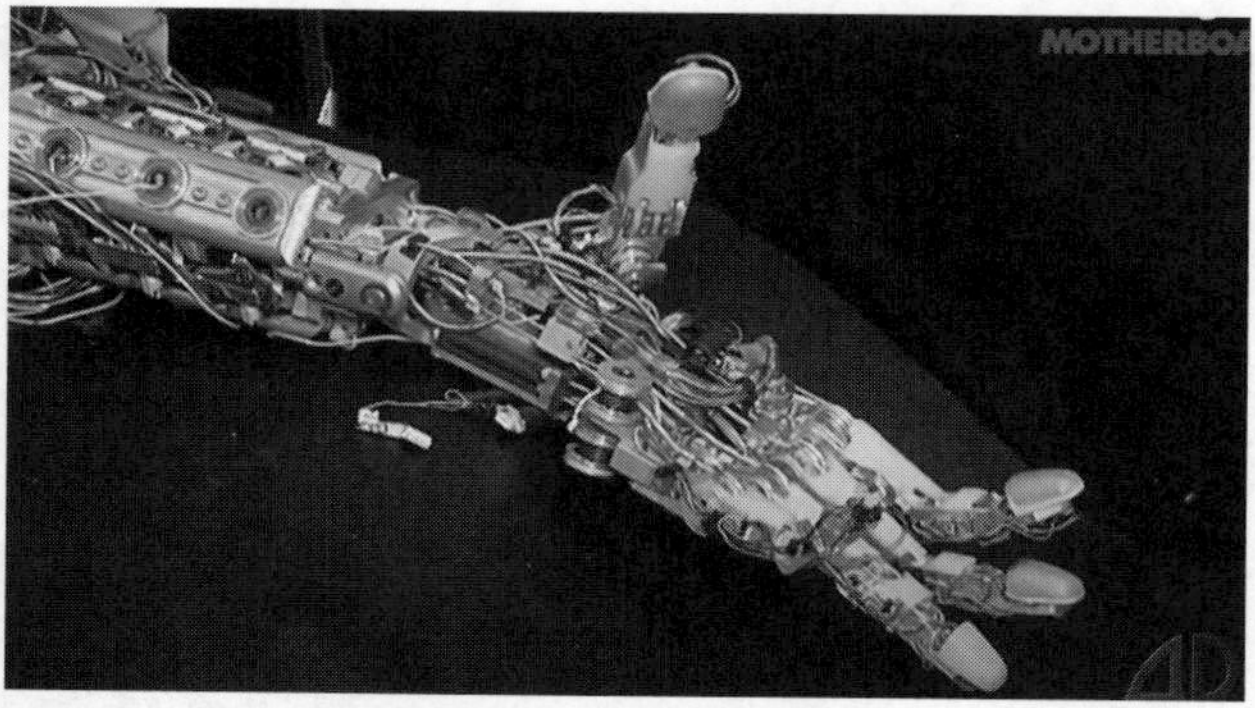

図4-5　ジョンズ・ホプキンス大学で開発されたロボット・アームの内部
出典：The Mind-Controlled Bionic Arm With a Sense of Touch

キンス大学は、その後もロボット・アームの研究開発を続行し、指や掌などに100個以上のセンサーを内蔵するなど着々と改良を加えていった（図4－5）。

今では脳からの思念で5本の指を各々器用に動かしたり、繊細な触覚・圧力情報に加えて温度情報なども脳にフィードバックできるようになった。

ただし、その製造費は1台で数十万ドル（数千万円）に上るなど、商品化（実用化）までには大幅なコスト削減が求められている。

戦場の兵士がテレパシーで連携

ルーク・アームのようなロボット義肢は「戦場で傷ついた退役軍人」らを想定した医療用の研究

成果だが、それとは対照的に現役兵士の実戦能力を高める技術開発等にもＤＡＲＰＡは取り組んでいる。

２０１８年には「手術を必要としない次世代ニューロ技術（Next-Generation Nonsurgical Neurotechnology）」、通称「Ｎ３」と呼ばれるプログラムを立ち上げ、兵士が頭部に装着するヘルメットなど非侵襲型のＢＭＩ開発に乗り出した（図４－６）。

ここまで本書で紹介してきたように、非侵襲型のＢＭＩはフェイスブックや多数のスタートアップ企業などが開発し、既に商品化された物も少なくない。しかしＤＡＲＰＡの関係者に言わせると、こ

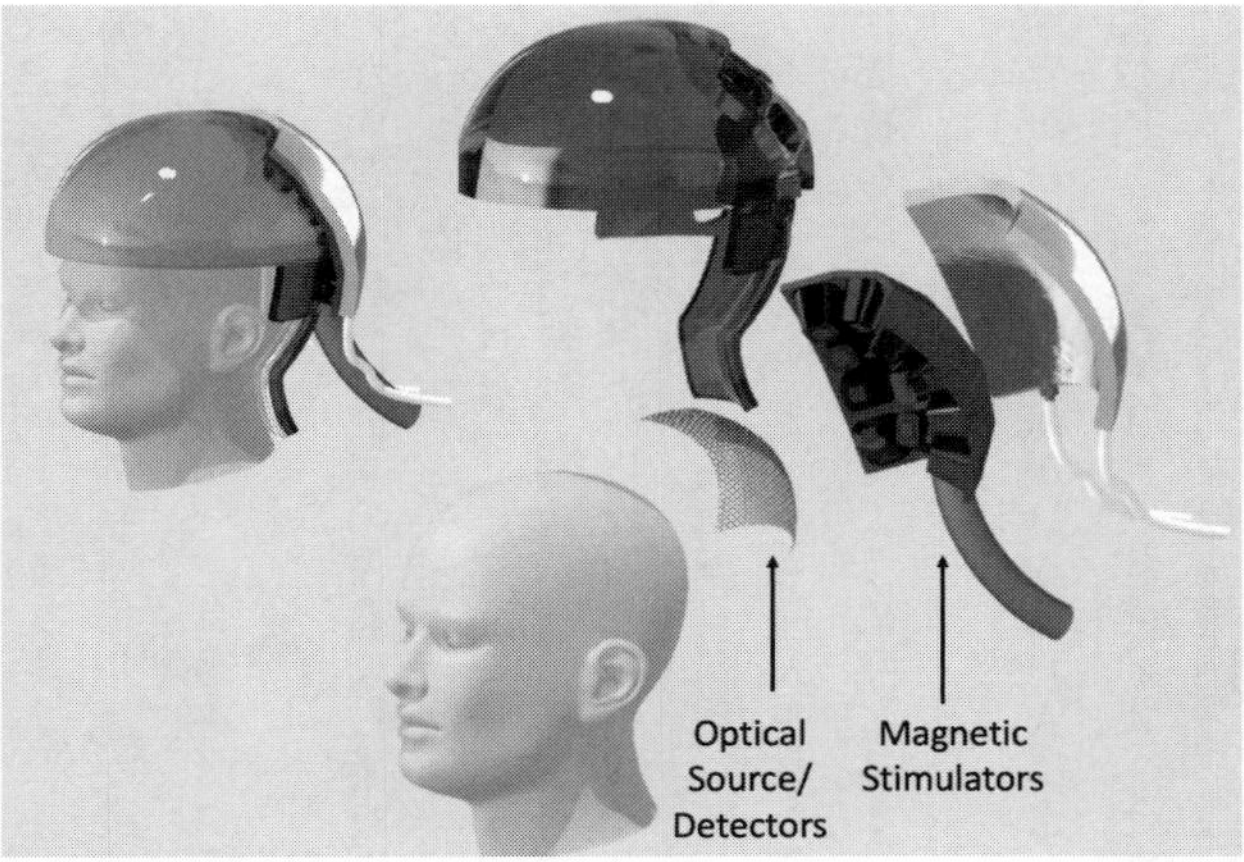

図４-６　DARPAのN3プロジェクトでライス大学が開発中のBMI
出典：Feds fund creation of headset for high-speed brain link

れら既存の技術は兵士が命をかけた戦場で利用できる水準に達していない。

これに対し、N3プログラムではスタートから4年以内に、脳内の16カ所以上が発するスパイク信号を1ミリ立方メートルの脳組織（数千個のニューロンに相当）の解像度で50ミリ秒以内に検知する技術の実現を目指す。

そう言われても何だかよく分からないかもしれないが、これは従来の侵襲型技術を遥かに上回る非侵襲型BMIの性能スペックを意味するという。

この技術により、戦場にいる米軍兵士が脳の思念で軍事ドローン（無人航空機）を操縦したり、仲間の兵士らとテレパシーのように意思疎通ができるようになることを目指している。

またサイバー防衛にも応用され、通信ネットワークが外部ハッカーから侵入された際には、セキュリティ担当者が「まるで自分の肉体に異物が侵入してきたように感じる」技術を開発するのだという。

N3プログラムでは、2019年に学界や産業界から6つの組織がDARPAによって選ばれ、各々1800万～1900万ドル（約20億円）の研究資金が提供された。それらはカーネギーメロン大学やジョンズ・ホプキンス大学をはじめ有力な研究機関、あるいは全米各地の勢いのあるスタートアップ企業などだ。

たとえばアリゾナ州立大学の研究チームは、多数のドローンを一人の人間が脳波で同時に操作する技術を開発しようとしている。頭部に電極を装着した人が、頭の中で（戦場などの地図上における）ドローンの飛行地点を想像すると、脳の複数箇所が反応して、その場所までドローンを飛ばすための脳波が出るという。既に実験では、一人の人間が同時に3台のドローンを操縦することに成功している。最終的には、数百台のドローンを一度に飛ばすことを目指しているという。

一方、オハイオ州に本社を構えるハイテク企業バッテルは「ナノトランスデューサー」あるいは「電磁的ナノ粒子」などと呼ばれる特殊なデバイスを開発している。これは直径が僅か20ナノメートル（1ナノは10億分の1メートル）の粒子状マシンだ。このような微粒子を静脈注射で数百億〜数兆個も脳内へと送り込むと、脳全体で1000億個にも達するニューロン（神経細胞）のスパイク信号をつぶさに読み取ることができる。

これら大量の電気信号を無線で外部に送信することによって、ドローンや軍用車などをリモート操縦することができる。また逆に、それら外部のマシンから人間の脳へと直接信号を送るなど、脳と機械が相互に情報をやりとりできる。つまり人間とロボットが共同作業できるようになるという。

既に、電磁的ナノ粒子は開発・製造済みで、現在はそれらを使った基礎研究の段階だが、最終的には人間の被験者による実証実験に進みたいとしている。

バッテル社でこの研究開発を進めているのは、かつてＤＡＲＰＡでＢＭＩ開発を指揮していたジャスティン・サンチェス氏だ。

同氏は「（ナノトランスデューサーによって）兵士のみならずスポーツ選手など民間人の能力も向上させることができる。これまでのＢＭＩは手術が必要だったが、この機械なら注射するだけで済む。これによって、私たちは日常的に脳と機械がつながる時代を迎えるだろう」と語る。

一方、テキサス州にあるライス大学の研究チームは、合成タンパク質の遺伝子コードを組み込んだウイルス・ベクターを脳細胞に送り込むことで、兵士（ユーザー）が脳からマシンを操作するシステムを開発中だ。

他にも兵士が特殊な錠剤を呑み込んだり、ある種の薬剤が発する匂いを嗅ぐなど、奇想天外なＢＭＩ技術も考案されている。もちろん現時点では基礎研究の段階だが、いずれは人間による臨床研究に移行する計画という。

これらの技術は確かに脳の切開手術を必要としないが、それでも何らかの方法で脳に物理的な変化を加えることから、純粋な非侵襲型BMIというより、むしろ侵襲型と非侵襲型の中間型と位置づけられている。DARPAはこれを「最小限の侵襲型(minimally invasive)」と呼んでいる。

同じくN3プログラムに選ばれたPARC(米ゼロックス傘下のパロアルト研究所)のクリシュナン・シアガラヤン研究員は「(当初の計画で定めた)2022年までにN3の目標をクリアするのは確かに困難だが、決して不可能ではない。こうした挑戦的なプログラムによって技術開発の限界を押し広げ、それを加速することにこそ意味がある」と語る。

自律的AI兵器が実戦配備される時代に

これら超先端的な軍事開発をDARPAが急ぐのは、その背後にAI兵器の影が迫っているからだ。

2021年3月、国連・安全保障理事会の専門家パネルは、内戦が続く北アフリカのリビアの情勢を分析した報告書「S/2021/229」を発表。この中で「自らの判断で敵を攻撃するAIドローン(無人航空機)が史上初めて実戦で使用された」との見方を明らかにした。

世界各地の戦場や紛争地帯などで攻撃用ドローンが使われるのは今や珍しいことではない。

2019年4月には、サウジアラビア東部にあるサウジアラムコの石油生産プラントを狙った巡行ミサイルやドローン編隊による爆撃が実施され、石油施設に甚大な被害をもたらした。イエメン内戦に介入するサウジアラビアに対する、武装組織フーシ派による攻撃とされた。

最近では、2020年9月に始まったアゼルバイジャンとアルメニアの（アゼルバイジャン領ナゴルノ・カラバフ自治州を巡る）軍事衝突で、トルコ製の軍事ドローンがアゼルバイジャン軍によって効果的に活用され、同国に圧倒的勝利をもたらしたことが記憶に新しい。

ただ、これら従来のケースで実際に使われた攻撃用ドローンは、いずれも事前に定められたコースを飛行して攻撃するようプログラムされたり、無線通信で遠隔操縦されるタイプの兵器だ。つまり無人機とはいえ、所詮は人間の制御下にある。

これに対し、今回の国連報告書が取り上げたリビア内戦で使われたものは違うようだ。

このトルコSTM製の攻撃用ドローン「カルグ2」は、光学・赤外線センサーと高度な

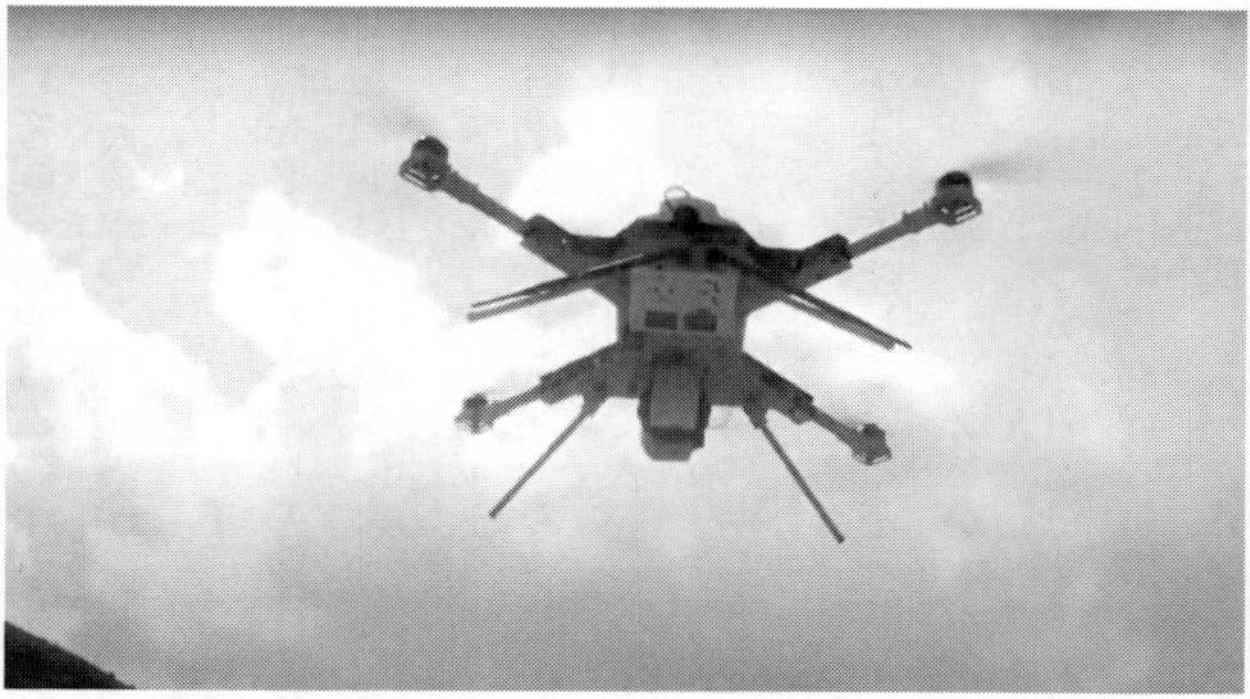

図4-7　トルコSTM製の攻撃用ドローン「カルグ2」
出典：KARGU - Autonomous Tactical Multi-Rotor Attack UAV

画像認識機能によって敵を識別し、必要とあらば自らの判断で敵を攻撃する自律的なＡＩ兵器だ（図４−７）。それは上空から敵に突っ込み自爆する兵器であることから、戦場の兵士や武装勢力の間で「カミカゼ・ドローン」とも呼ばれ恐れられている。

カルグ２はオペレーター（人間）の遠隔操縦を必要とする手動モードと、ＡＩによる自律モードの両方が用意され、これまでの実戦では手動モードで使われてきた。

前述の国連報告書によれば、カルグ２がリビアの戦場で使われたのは、同報告書が発表される約１年前の２０２０年３月。トルコの支援を受けたリビア暫定政府軍が、反政府軍を首都トリポリから敗退させた戦闘でのことだという。この様子について同報告書は次のように記述している。

「(反政府軍の) 兵站《へいたん》護衛部隊の兵士らは、リモートで関与する無人戦闘機、別名『自律的殺傷兵器 (LAWS)』に攻撃され退却した。これらの無人機は、オペレーターとのデータ通信を必要としない真の自律的兵器だ」

このドローン攻撃によって反政府軍に死傷者が出たか否かまでは、同報告書は明らかにしていない。が、その記述を見る限り、オペレータによる手動モードではなく、AIによる自律モードで敵兵への攻撃が行なわれたようだ。だとすれば、史上初めて兵器という機械が、自らの判断で人間を攻撃した歴史的な出来事と言えるだろう。

ただ、先端軍事技術の専門家で米メリーランド大学研究員のザカリー・カレンボーン氏は「(このドローンが) 本当に自律モードで敵を攻撃したかは定かでない。国連報告書はそれを強く示唆《しさ》しているが、断言はしていない」と慎重な見方だ。

しかし仮にカルグ2がオペレーターによる手動モードで攻撃していたとしても、この攻撃用ドローンがAIによる自律モードも兼ね備えていることは否定できない事実だ。今回のリビア内戦における戦闘は、そのようなAI兵器がいつ自らの判断で人を殺してもおかしくない時代に入ったことを意味している。

先に開発した者勝ち

それは極めて危険かつ無責任な時代の到来も意味する。

カルグ2のような攻撃用ドローンに搭載されている画像認識機能、つまりAI技術は未だ兵士のような人間の域に達していないからだ。

カレンボーン研究員によれば、カルグ2は紛争地帯の上空から敵を見定める際に、「熊手《くまで》を持った農民を、銃を持った敵兵と勘違いしてしまう恐れがある」という。

また「ドローンのような機械が兵士のような人間を殺すことは許されるのか?」という倫理的観点からも、ヒューマン・ライツ・ウォッチなど国際NGOがこうしたAI兵器への反対運動を展開している。

そうした中、国連は「特定通常兵器使用禁止制限条約」の検討会議でLAWS、つまり殺傷能力を備えたAI兵器を規制するための議論をここ数年続けてきたが、未だ何らかの実効性を持つ合意には至っていない。

その理由は米国、中国、ロシアなど軍事大国の思惑にある。ちょうど核保有国が自国のアドバンテージを死守しようとするのと同様、AI兵器の開発力で他国を大幅にリードしている軍事大国が、そうした兵器の規制に賛成するはずがないのだ。

結果、ＡＩ兵器の分野は現在、技術の急速な進歩に規制がまったく追いつかず、「先に開発した者勝ち」という状況となっている。

たとえばロシアが最近のシリア内戦に投入した戦闘装甲車「ウラン９」。これまではオペレーターが無線で遠隔操作するタイプの無人兵器だったが、今後はＡＩを搭載した自律型に進化させる予定だ。これを含め、ロシアは完全自律型のＡＩ兵器、つまり前述のＬＡＷＳから構成される特殊部隊を２０３０年までに創設する計画と見られている。

一方、中国が現在開発中の無人戦闘機「暗剣（Dark Sword）」は、超音速で飛行することから遠隔操作が難しくなるため、ＡＩによる自律型兵器になると見られている。

さらに米国空軍が軍需企業と共同開発中の「Kratos XQ-58A Valkyrie」は別名「ウイングマン・ドローン（補佐役無人機）」とも呼ばれ、空軍パイロットが乗った有人戦闘機と巧みに連携して、それを支援する高度なＡＩ機能を搭載する。２０２１年３月には６度目のテスト飛行が実施され、そこでミサイル発射を成功させた（図４－８）。

人間を超えたはずのＡＩの脆さ

これら軍事大国の中でも、ＡＩ兵器の開発に一際注力しているのが米国だ。過去を振り

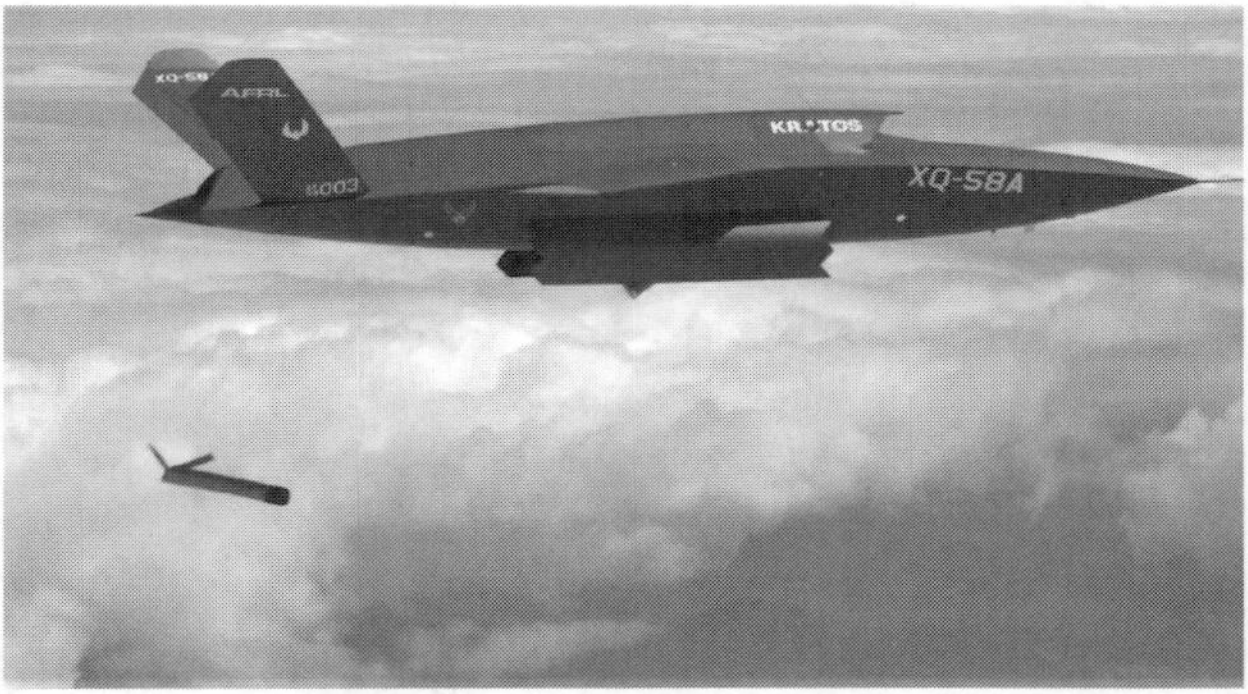

図 4-8　アメリカ空軍研究所で開発中の無人戦闘機がミサイルを発射する様子
出典：AFRL successfully completes XQ-58A Valkyrie flight and payload release test

返ると、米国は強力な新型兵器の開発で常に世界をリードしてきた。

第二次大戦中に開発された原子爆弾を端緒《たんしょ》とする核兵器、１９７０年代のマイクロ・プロセッサによって実現された精密誘導兵器やその後のステルス戦闘機など、各時代の先端技術を兵器に応用することで（当時の）ソ連など対立陣営への軍事的優位性を確保してきた。

が、これらの新型兵器はやがて対立陣営にも広まり、過去二度に亘って築かれた米国の突出した優位性はその度に失われた。しかし毎年数千億ドル（数十兆円）もの軍事予算を割《さ》くこの国は、諦めることを知らない。

米国は今回、私たち人間の認識・操作能力では太刀打ちできない程、高い精度とスピードを兼ね備えたＡＩ兵器を来る時代における戦力の要《かなめ》に据え、新たな差別化を図ろうとしている。ペンタゴン（国防総省）はこれを「三度目の軍事刷新（Third Offset）」と呼ぶなど並々ならぬ意気込みだが、そこには深刻な限界や課題も指摘されている。

一つは現代ＡＩに見受けられる意外な脆《もろ》さだ。以下、具体例をもとに説明しよう。

現在、自律的な無人兵器などの開発で最も多用されているのが、「画像認識」あるいは「パターン認識」と呼ばれる技術だ。前述のトルコ製ドローンや米国空軍の無人戦闘機などが、上空から敵を見定めて攻撃する際に、この種のＡＩ技術が使われる。

特に画像認識を得意とする「ディープラーニング」など現代のＡＩは、98パーセント以上という高い精度で、写真やビデオに映っているさまざまな物や人物、景色などを認識できる。これは私たち人間の能力を既に上回ると見られている。

しかし、こうした高い識別能力はあくまでも普通の写真や動画に対してのものだ。

逆に、それらの映像に僅かな細工を加えるだけで、ディープラーニングはまったく使い物にならなくなってしまう。

たとえば米デューク大学の研究チームが、「飛行機」や「自動車」「自転車」「猫」などさまざまな物体が撮影されたデジタル写真のピクセル（画素）値をちょっと変えただけで、ディープラーニングによる画像認識システムはこれらをまったく別のモノと認識してしまった。

　もちろん、この程度の変化では私たち人間の目には違いが分からないので、むしろ写真や動画に表示されたモノを正しく認識できる。逆にＡＩは簡単に騙《だま》されてしまうのだ。

　あるいは米カーネギーメロン大学の研究チームによる実験では、意図的にＡＩを欺《あざむ》く目的で設計されたサイケデリック（幻覚的）なデザインの眼鏡をかけた男性を、ディープラーニングの画像認識システムはハリウッド女優のミラ・ジョヴォヴィッチと誤って認識してしまった（図４－９）。

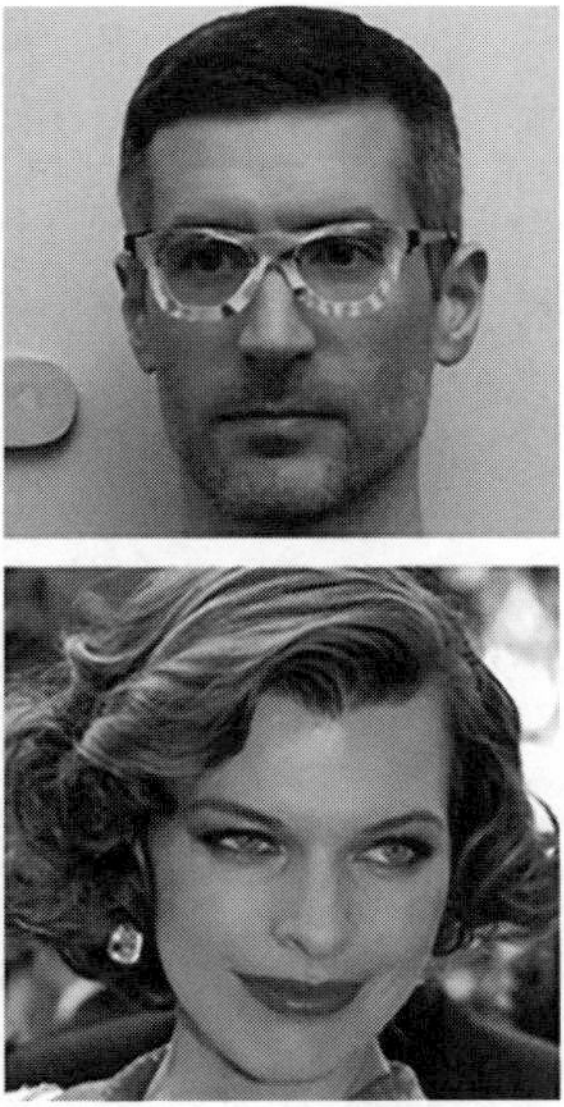

図 4-9　ディープラーニングは、サイケデリックな眼鏡をかけた男性を有名なハリウッド女優と勘違いした
出典：CyLab researchers spoof state-of-the-art facial recognition algorithms with printable eyeglasses

　これらのトリックを敵が悪用すれば、米軍のドローンや無人戦闘機に搭載されたＡＩが本来のターゲットを見逃したり、逆に本来狙うべきではない民間人や民家などを誤

爆してしまうだろう。これをＤＡＲＰＡは恐れているため、自律的な無人戦闘機などＡＩ兵器は開発途上にはあっても未だ実用化には至っていない。

ＡＩは何故過ちを犯すのか？

本来なら人間を凌《しの》ぐ程の高精度を誇るＡＩは、何故これほど容易に、そして意外な形で騙されてしまうのか？　その主な理由は、ディープラーニングなど現代ＡＩの基本的な原理、あるいは仕組みにある。

ディープラーニングは、いわゆる「機械学習」と呼ばれるＡＩの一種だ。

そのすべてではないが、少なくとも９割以上は「教師有り学習（supervised learning）」という方式に従っている。これは科学者らが大量の教師用データ（ＡＩ側から見ると学習用データ）を用意し、これらのデータにラベルをつけてからコンピュータに入力することによって、ＡＩを訓練していくプロセスだ。

たとえば科学者らが何十万、何百万枚といった大量の動物写真をウエブ上から集めてくる。そして各々の写真に「これは犬」「これは猫」「これは猿」といった形でラベルを付けていく。

これら大量のラベル付きデータをディープラーニングの画像認識システムに入力してやると、システムはこれら画像データを統計的に処理することで、各種動物を示す特徴的なパターンを抽出する。これが機械学習と呼ばれるプロセスだ。

この学習プロセスを経たあと、ディープラーニング・システムは（ラベルが付いていない）何らかの動物写真を入力されたとき、先程導き出した各種パターンに従って「これは猫」「これは猿」「これは犬」といったように対象物を正確に識別できるようになる。これこそディープラーニングが最も得意とする画像認識の仕組みである。

問題は、こうしたシステムが、私たち人間とはまったく違う仕組みで何かを認識していることだ。

人間であれば、さまざまな動物の写真を見せられたとき、ほとんど無意識ながらも、それらの体形や顔の輪郭、あるいは目や耳、鼻の形、さらには毛並みなどから、「これは犬」「これは猫」……と判定しているはずだ。つまり、それら形状や質感こそが、私たち人間から見た各種動物の特徴を示すパターンだ。

ところが、ディープラーニングのような現代ＡＩはそんなものを一切見ていない。

こうしたシステムが見ているものは、動物写真を構成する無数のピクセル（画素）データだ。いわゆる「RGB（赤、緑、青）」のドット（点）からなる何百万、何千万という画素を組み合わせることによって、私たちの目から見た犬や猫の映像が構成されている。

つまりディープラーニングが見ているのは、あくまで無数の画素データを表現する数値情報の配列に過ぎない。これこそ、ディープラーニングにとって犬や猫の特徴を示すパターンなのだ。

従って、（前述のように）科学者がそれらの画素データに微妙な変更を加える、あるいは「サイケデリックな眼鏡」のようにシステムを攪乱《かくらん》する情報を与えるだけで、ディープラーニングは容易に騙され、誤った認識結果を出力してしまうのだ。

このようなAIシステムはまた、「一般化（generalization）」も苦手とする。

私たち人間であれば、子供時代に犬や猫の写真を見たり、実際にそれらの実物を見たり触ったりすれば、それらペットについて何かを学ぶとともに、のちにテレビ番組などでリカオンやチーターを見たときに、それら野生動物とペットの間に何らかの共通性を見出すはずである。たとえ無意識ながらも、犬とリカオンは互いに近い種族の動物であると感じとることができる。猫とチーターでもしかりだ。

従って犬と猫の違いを学んだ子供は、リカオンとチーターの写真を何枚も見せられたときに、恐らく、これらを正しく分類できるはずだ。これが概念の一般化である。ところが現在のディープラーニングには、それが難しい。

確かに猫や犬のラベル付きデータを大量に入力してやれば、これらについては正確に認識・分類できるようになる。ところが、この段階でチーターやリカオンの画像データを入力してやっても、それらを識別することはできない。それをさせるには、このシステムにチーターやリカオンのラベル付き画像データを大量に入力し、改めて機械学習をさせるしかない。つまり人間のような融通が利かないのである。

こうしたＡＩを、世界のどこかの紛争地帯の上空を飛ぶ攻撃用ドローンに搭載したとしよう。それは何らかの教師用データを機械学習することによって、紛争地帯で活動する武装勢力の民兵と、そこに派遣された米軍兵士とを正確に識別できるようになるだろう。

しかし同じＡＩが、銃を手に持った武装勢力の民兵と鋤を手に持った地元の農民を識別できるとは限らない。それを正しくさせるためには、改めてそれらのラベル付き映像をＡＩシステムに大量入力し機械学習させる必要がある。紛争地帯における、そのようなバリエーションは数限りなく考えられるから、それらを一々機械学習させようとすればキリがない。

つまりいつまで経っても、実戦で使い物になる柔軟なＡＩは生まれてこない。これこそ米国防総省に、（少なくとも現時点で）自律的ＡＩ兵器の実戦投入を思い止まらせる技術的ハードルとなっているのだ。

児童心理学に助けを求める

これら現在のＡＩに突きつけられた課題や限界に対処するため、最近のＡＩ研究では心理学や脳科学のような「人間を対象にした科学」に助けを求めている。人間のように柔軟に学び、変化と意外性に満ちた現実世界に臨機応変に対応できるＡＩ開発を目指しているのだ。

ＤＡＲＰＡは２０１８年に「機械の常識（Machine Common Sense）」と呼ばれるプロジェクトを立ち上げ、ここで全米各地の著名な大学などから募った児童心理学者とコンピュータ科学者らが共同で次世代ＡＩを開発する環境を整えた。

インディアナ大学とスタンフォード大学の研究者らは幼児の額《ひたい》に小型ビデオカメラをバンドで巻きつけ、こうした小さな子供たちが日常的にどのように行動し、そこで何を見ているかを子供の視点から観察した。

ここから分かってきたことは、ＡＩと子供（人間）の学び方はまったく違うということだ。

ディープラーニングのような機械学習で使用される教師用データは、予め科学者によって、きちんと準備・整理されている。

たとえば画像認識用のシステムであれば、さまざまな事物を撮影した大量の写真や動画などのデータ・セットがそれにあたる。いずれも適切な角度から撮影され、写真や動画のフレーム内に完璧に配置されている。これらの映像データは一々「これは何々」とラベルが付けられている。このように長い時間と労力をかけて周到に用意されたのが、ＡＩの教材となるデータ・セットなのだ。

これとは対照的に、幼児の額に装着されたビデオカメラが捉えていた映像は、混乱と乱雑さの極《きわみ》であった。単に自宅の庭で遊んでいるときに撮影された動画でさえ、そこには突如カメラのフレームの中に飛び込んでくるボールや玩具、小さく吠えながら尻尾を振って愛嬌《あいきょう》を振り撒《ま》くペットの犬、遠くのほうから何かを叫ぶ親の声などが入り乱れ、互いに重なり合い、ちょっと姿を現したかと思えば、あっという間に消え去っていく。

これらの映像や音声には、ラベル付きデータのような明示的情報はほとんど含まれていない。もちろん、親が子供に「これは何々だよ」と教える場面もカメラに撮影されているが、ごく稀である。小さな子供は基本的に、それら洪水のように押し寄せる日常の情報から自力で何かを学び取っていく。親の役割は、ただ、そうした子供が何らかのトラブルや危険に巻き込まれないよう見守ることだ。

また学習用のデータ量という点でも、AIと小さな子供とでは対照的だ。ディープラーニングのようなAIは何十万、何百万枚というラベル付きデータをコンピュータが数理解析することによって何らかのパターンを抽出する。しかし、所詮はそれだけの範囲にとどまり、個々のデータをより一般的な概念へと普遍化することはできない。

これに対し子供は僅か数冊の絵本や写真集を目にしただけで、猫や犬ばかりかライオンやハイエナ、豚や猪などさまざまな動物について学ぶばかりか、それらを（無意識にせよ）互いに近い種族と遠い種族に分類することもできる。つまり極めて限られた量のデータから、普遍的な概念を導きだすことができるのだ。

このような違いを生み出す理由は何か？　一つには、学ぶことに対する姿勢や熱意の差がある。

意識や心を持たないAIは、与えられたデータを機械的に解析するだけだ。

これに対し、小さな子供たちは飽くことのない好奇心に駆られ、積極的に身の回りの世界に介入して、その謎を解き明かそうとする。ときには玩具や文具を割ったり、壊したりしてでも、その中身はどうなっているかを知ろうとする（あとで親に叱られるが）。

こうした行動へと子供を突き動かすのは、「世界の意外性」であると一部の科学者は見ている。

ジョンズ・ホプキンス大学の児童心理学者エイミー・ストール准教授らの研究チームは、1歳くらいの子供たちの目の前に小さな舞台をしつらえ、そこで簡単な手品のような仕掛けを使って、不可思議な現象を作り出して見せた。

たとえば台の上を移動していた玩具のクルマが、いつの間にか空中に浮いている（図4-10、11）。あるいは手から投げられたボールが何故か壁を貫通してしまう（図4-12、13）、といった一種の超常現象である。

それらが手品とは夢にも思わない幼児達は当然驚く。と同時に、これまで以上に積極的な姿勢でそれらの謎を解き明かそうとする。

壁を貫通するボールを目撃した子供は、自分でそのボールを手にとってテーブルに投げつけてみた。さっきは壁を突き抜けるのを見たが、テーブルではどうなるかを知りたかっ

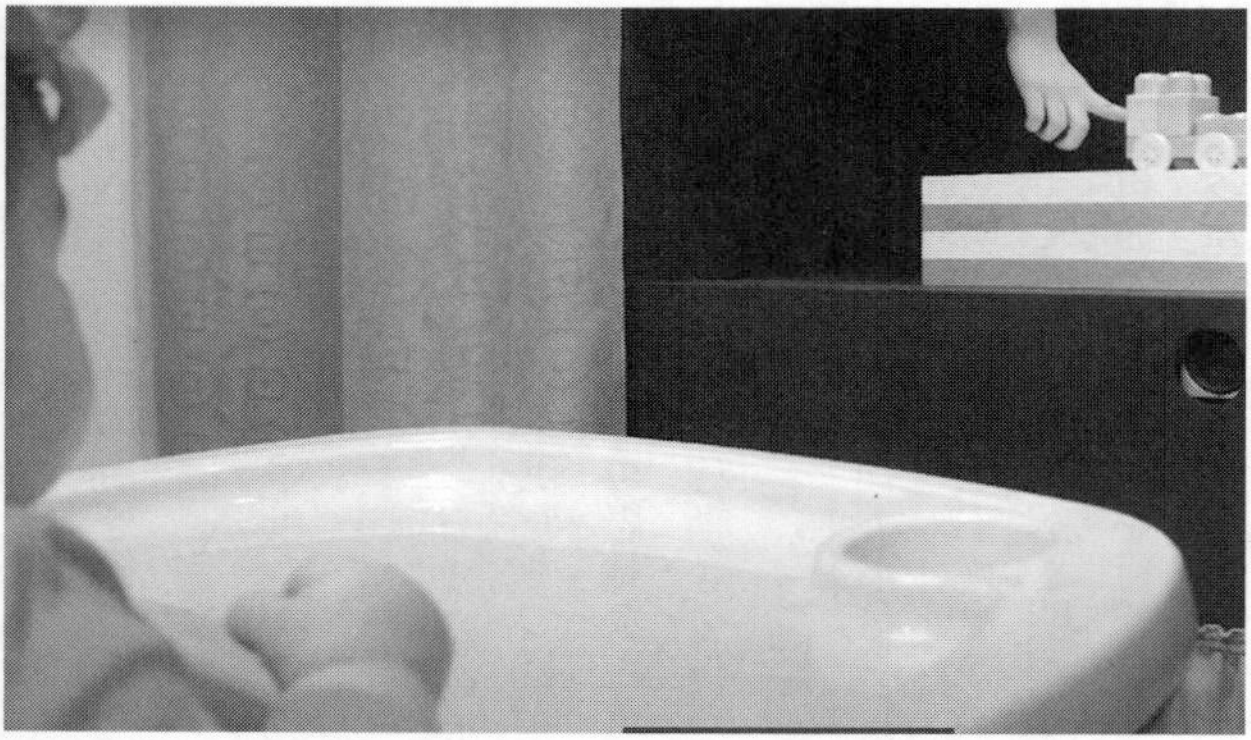

図 4-10　手品による超常現象を幼児に見せて、その反応を探る心理学実験
出典：Johns Hopkins University Researchers: Babies Learn from Surprises

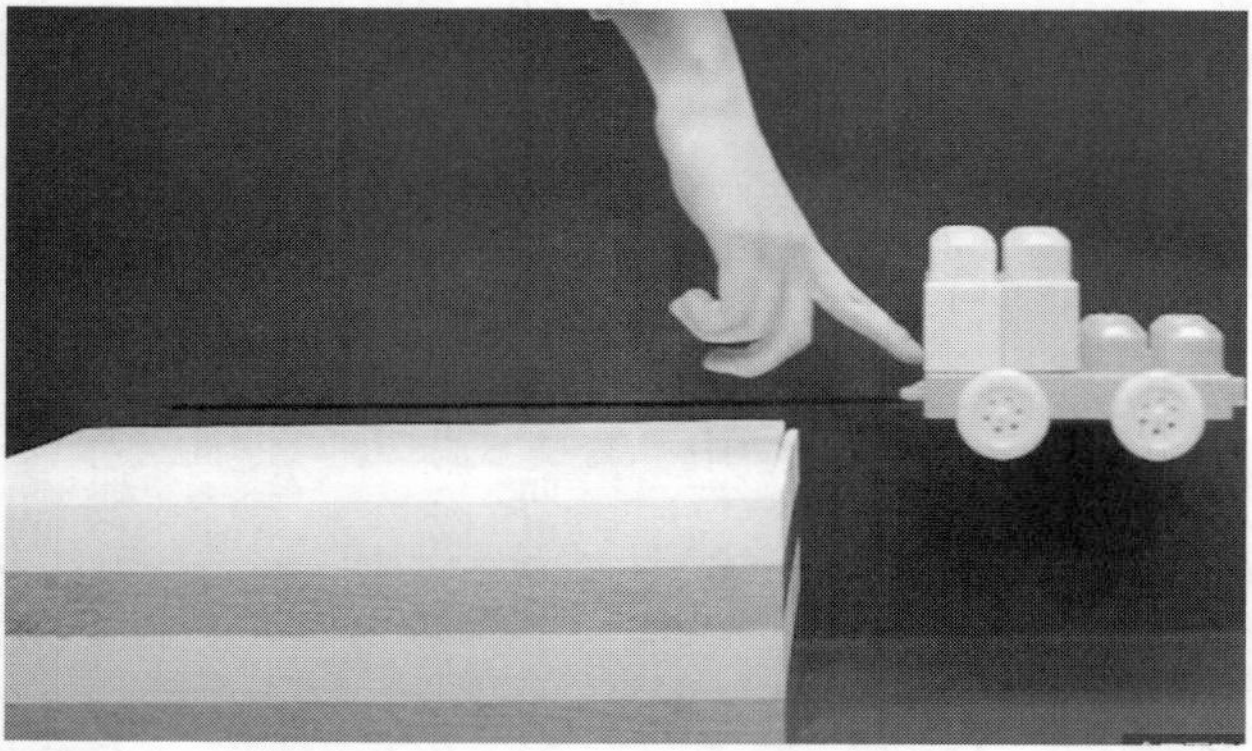

図 4-11　さっきまで台の上を移動していたクルマがなぜか空中に浮いている
出典：Johns Hopkins University Researchers: Babies Learn from Surprises

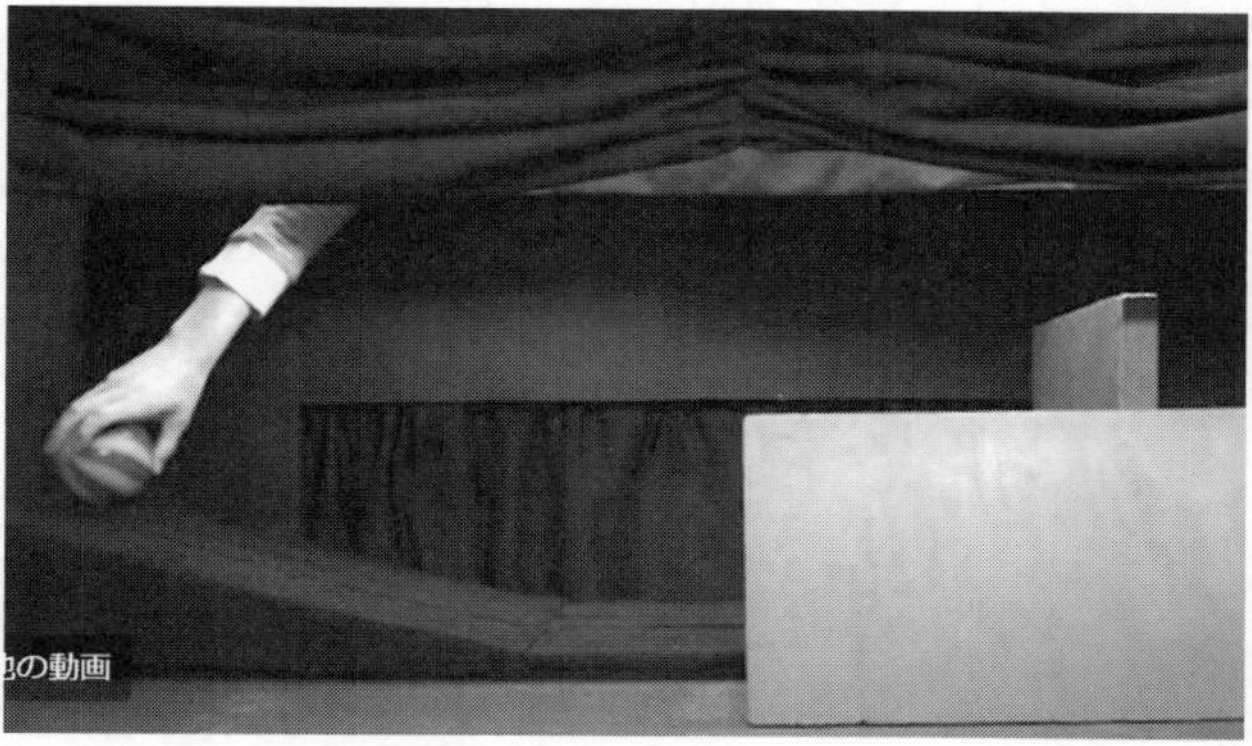

図 4-12　黒い幕に隠れた科学者が壁に向けてボールを投げる
出典：Johns Hopkins University Researchers: Babies Learn from Surprises

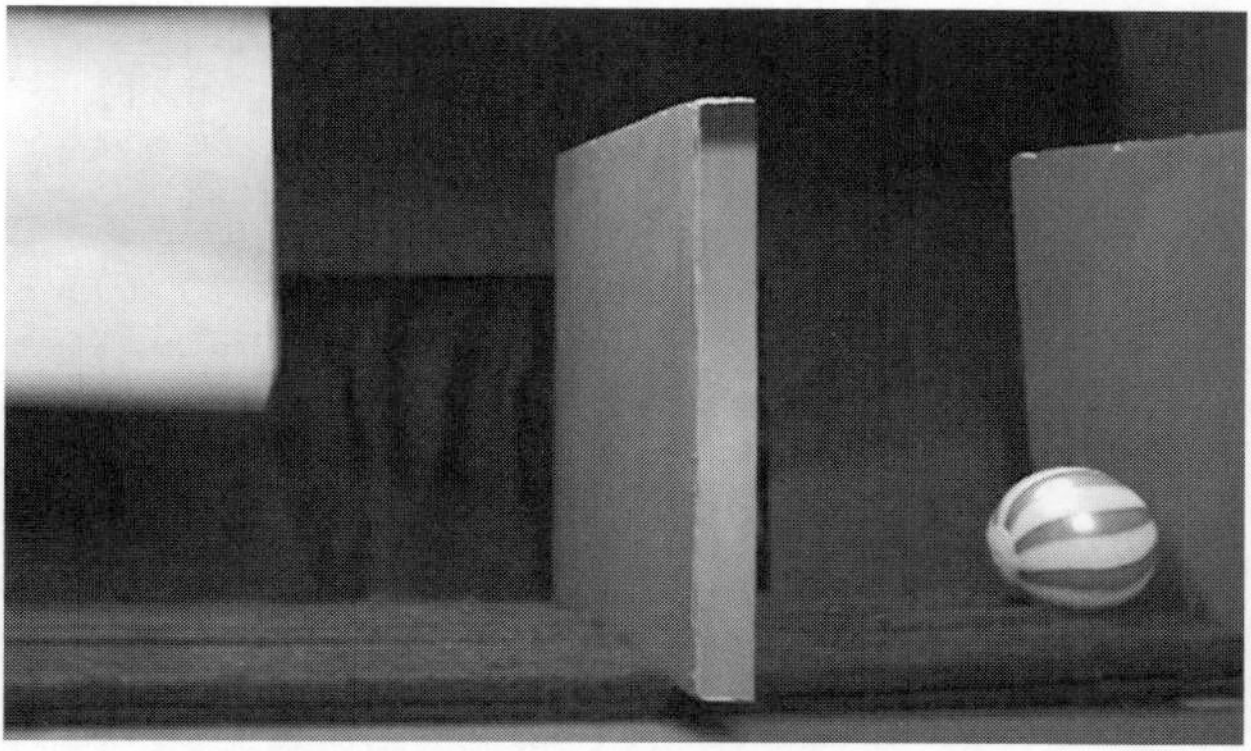

図 4-13　科学者が覆いを取り去ると、なぜかボールは一枚目の壁を貫通している
出典：Johns Hopkins University Researchers: Babies Learn from Surprises

たからだ。

空中に浮いている玩具自動車を目撃した子供は、自分でその玩具を手にとってから、下に落としてみた。そのまま浮いているかどうかを自分で確かめたかったからだ。

これらの心理学実験から研究チームが導き出した結論はこうだ——小さな子供たちは予定調和の世界ではなく、意外性のある世界から何かを学ぼうとする。少なくとも学びに必要な熱意や積極性はそこで培《つちか》われる。たとえば大人になってからの偉大な科学的発見や発明につながるような探求心や創造性も、恐らく、こうした子供時代の貴重な経験によって育まれるのではないか。

正解よりも好奇心に従うAI

科学者らは、こうした児童心理学の成果を今後のAI開発に応用しようとしている。

たとえばAI開発で使われている機械学習の一種に「強化学習（Reinforcement Learning）」と呼ばれるものがある。

この方式では、AIシステムに何らかの仕事や作業をさせ、それに成功したときに一種の報酬として（科学者が）プラスのスコアを与え、逆に失敗したときにはマイナスのスコアを与える。ちょうど親が子供の学業成績を褒めたり、叱ったりしてインセンティブを与えることで学力を伸ばしていくような手法だ。

世界的に有名なケースとしては、2016年以降に囲碁の世界的強豪を次々と打破して注目を浴びたグーグル（傘下のディープマインド）の囲碁ソフト「アルファ碁」があるだろう。この驚異的AIソフトも強化学習によって、人間の棋士には到底不可能なスピードで棋力を上げることに成功した。

アルファ碁は自己対戦、つまりAIソフト対AIソフトという対局を何百万、何千万回と繰り返すことによって学んでいった。ここで使われた強化学習でプラスのスコアを与えられたのは、その場その場の局面を有利に導く上で合理的に「正解」と判定された打ち手である。

が、このような評価基準では、囲碁やチェスのような盤上の世界では絶対的な強者になり得ても、カオスのような現実世界で通用する汎用的な知性や創造性などを育むことはできない。

そこで、カリフォルニア大学バークレイ校の児童心理学者アリソン・ゴプニック教授らの研究チームは、コンピュータ科学者らと共同で、これまでのような単なる正解ではなく、むしろ意外な結果を導き出したＡＩに高スコアを与える評価方法を開発した（"The Ultimate Learning Machines," Alison Gopnik, The Wall Street Journal, Oct. 11, 2019)。

これによって単に好成績をあげるためではなく、ちょっと変わったことに挑戦する人工知能を実現しようとしている。つまり幼児のような好奇心に従うＡＩのほうが、目先の報酬にこだわる従来のＡＩよりも、しなやかで強靭な知性を育むことができると考えているのだ。

舌で物を見る実験

幼い子供が物事への飽くなき好奇心を示し、あらゆる方向に発達する可能性を秘めているのは、脳の可塑性《かそせい》（plasticity）と呼ばれる特徴によるものだ。

可塑性とは、脳が外界の刺激などによって変化を遂げることである。脳が環境の変化に適応して柔軟に自身を変える能力とも言えるが、それは年齢が若いほど顕著だ。

逆に、ディープラーニングをはじめ、これまでのＡＩに欠如していたのは、こうした脳の可塑性であった。

確かに、現在のＡＩはチェスや将棋、囲碁など長い伝統を誇るボードゲームで、それらの世界チャンピオンや名人に勝つことができる。それはまた写真やビデオに撮影されたさまざまな事物を正確に認識したり、分類することもできる。あるいは日本語や英語、中国語をはじめ数々の言語を異なる言語へと翻訳することもできる。

しかし、これらのAIは専門分野とは違う仕事を与えられると使い物にならない。さまざまな目的や状況の変化に適応するための可塑性が、現在のAIには欠如しているからだ。

そこでDARPAは今、脳の可塑性をBMI開発に取り入れるとともに、その成果をAIにも応用しようとしている。つまり両方向から互いに刺激し合うことにより、私たちの脳が生み出す汎用知性を技術的に再現したいのだ。

実は、その種の研究開発は今に始まったことではない。早くも1960年代には、米国のポール・バキリータという神経科学者が脳の可塑性に注目し、これを視覚障碍者らのリハビリに応用する試みに着手している。

彼の代表的な仕事の一つとされているのが「舌で物を見る実験」である。

1980年代、米ウイスコンシン大学マディソン校・医学大学院の教授に就任したバキリータは、若い頃に脳を損傷したことで視覚を失った男性患者のために、奇妙なリハビリ装置を開発した。それは小型ビデオカメラと小さくて薄い電導パネルを細いケーブルで接続したものだ。

ビデオカメラはヘッドバンドで視覚障碍者の額に装着される。そして彼は電導パネルを自らの舌にのせるような形で使用する（図4－14）。

額のビデオカメラで撮影された目の前の映像は電気信号に変換され、視覚障碍者の舌に接触している電導パネルへと送信される。パネルには多数の電極が装備されており、これらが額の装置から送られてきた電気信号に反応して微弱な電気ショックを舌に与える。

こうした電気ショックは、元々カメラで撮影された映像に対応して、一種のパターンを形成する。これが舌を通じて脳の特定領域に伝えられると、（ある程度の訓練を経たあとに）障碍者は額のカメラが撮影したトランプの数字やクラブ（三つ葉）などのシンボルを認識できるようになった（図4－15）。つまり彼は、本来なら味や食感（舌触り）などに反応する舌を、一種の視覚器官として使えるようになったのだ。

見方を変えれば、本来なら舌を通じて味覚や触覚を処理するはずの脳の領域に、敢えて視覚情報を入力すると、その領域がこれに対応して視覚的な処理も行なえるようになるということだ。これこそ「脳の可塑性」の為せる業《わざ》だ。

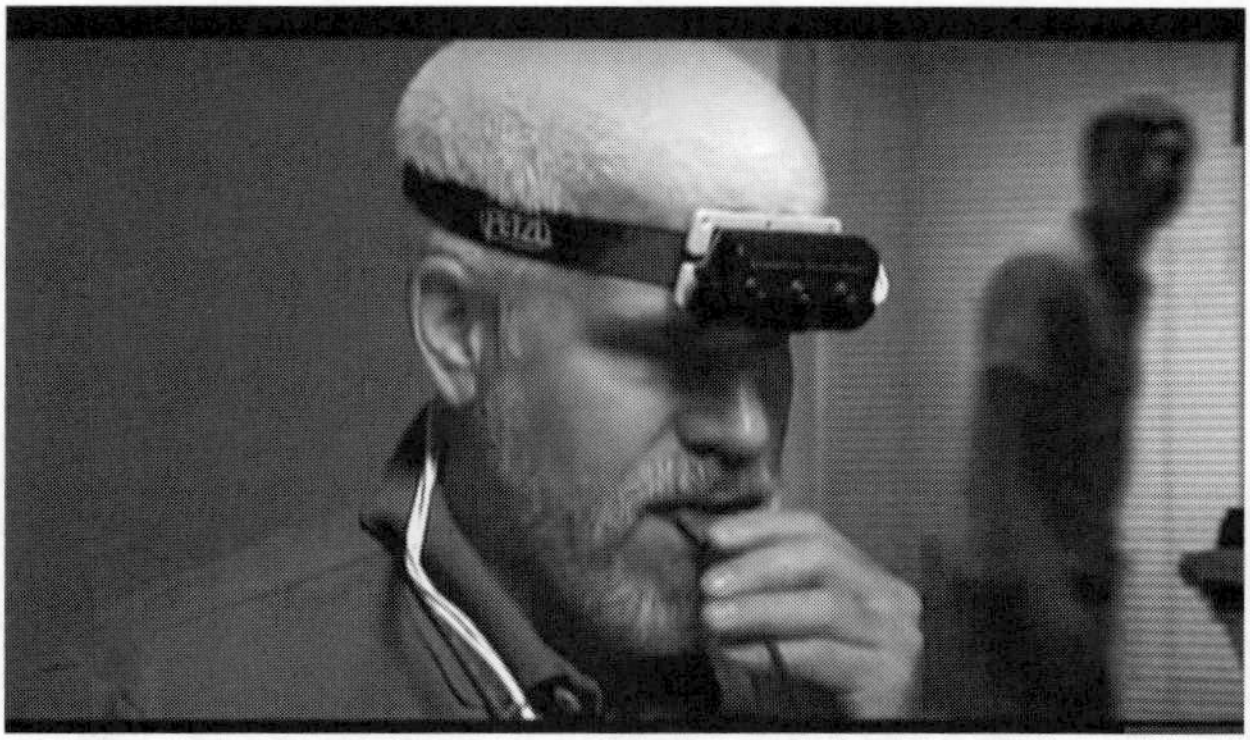

図 4-14　額のビデオカメラで撮影した映像を電気信号に変換して舌に入力する実験
出典：Paul Bach-y-Rita and Neuroplasticity

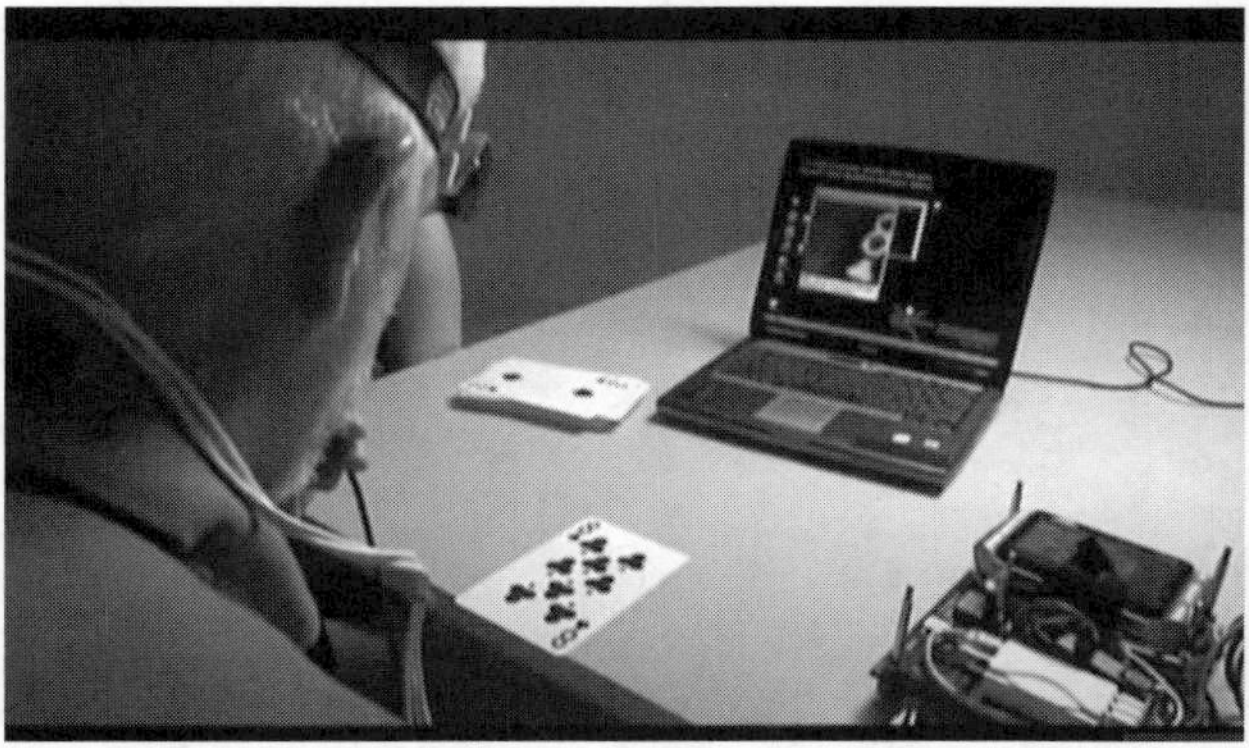

図 4-15　視覚障碍のある男性が、舌を通してトランプに印刷された数やシンボルなどを認識する様子
出典：Paul Bach-y-Rita and Neuroplasticity

感覚代行とは何か

バキリータ教授らが先鞭《せんべん》をつけた、これらの実験あるいはリハビリ技術はやがて「感覚代行（sensory substitution）」と呼ばれるようになった。文字通り、視覚をはじめ失われた何らかの感覚を、本来とは別の感覚器官によって代行する技術である。

特に視覚の代行器官として舌を使う方式は、今世紀に入ると「ブレインポート」という名称で製品化された（図4-16）。

元々、画家であった女性が交通事故で失明し、それでもブレインポートを使って絵を描き続けようとする姿を撮影した動画がユーチューブにアップされている（図4-17）。見る者の胸を打つ映像だ。

他にも感覚代行にはさまざまな種類がある。

たとえば失われた視覚を取り戻すために、本来なら音声情報を処理する脳の聴覚野で代行する方法もある。

この場合、視覚障碍者は自らの舌や指を鳴らし、それによって生じる音波が建物などさまざまな物体に反射して返ってくる音響情報を、耳でキャッチして視覚的に処理することで外界を認識できる。このような方法は「反響定位（Echolocation）」と呼ばれるが、ちょ

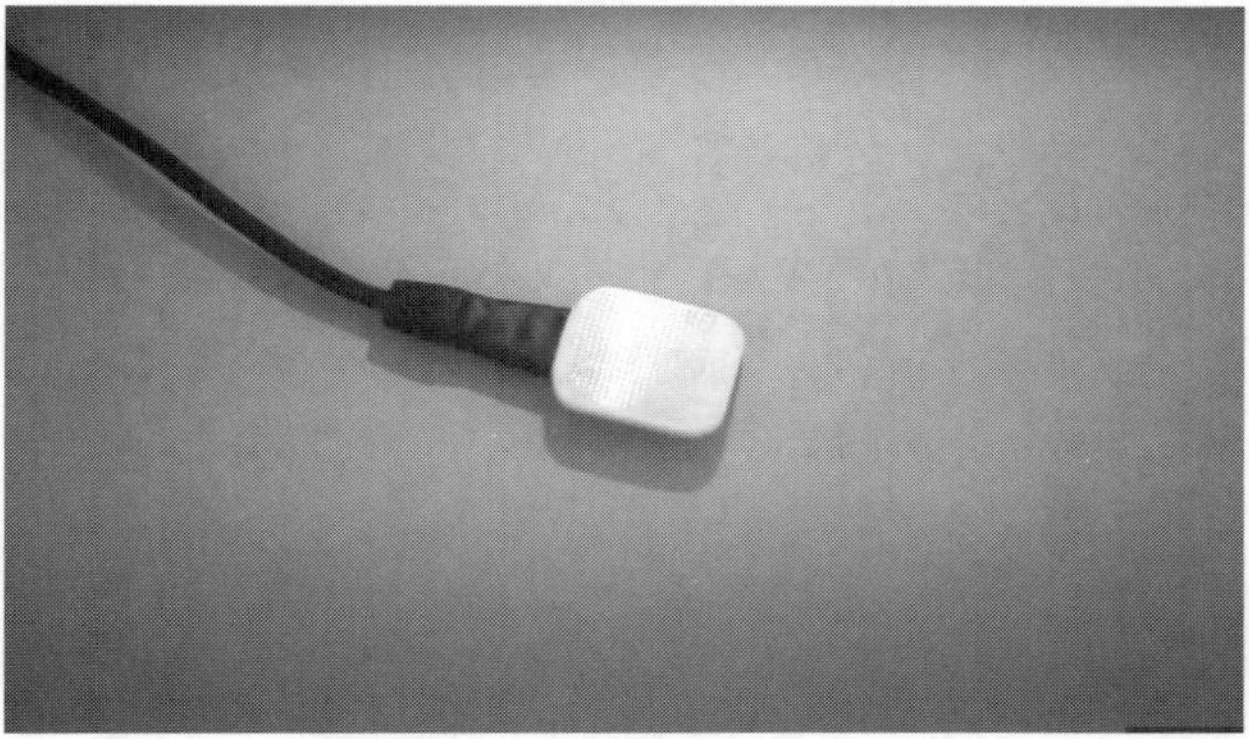

図 4-16　ブレインポートという製品の一部である（舌にのせる）小型パネル
出典：Access+Ability: BrainPort, Featuring Emilie Gossiaux (with Audio Description)

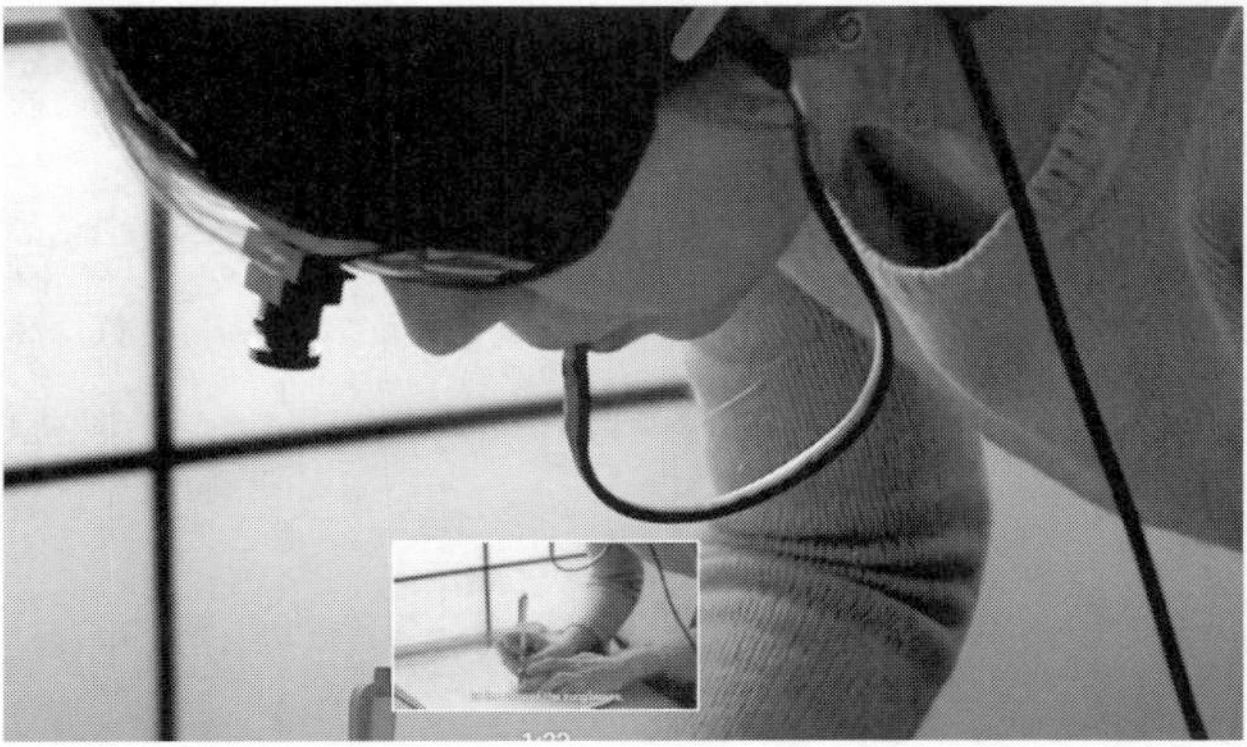

図 4-17　交通事故で失明した女性画家は、絵を描き続けるためにブレインポートを利用している
出典：Access+Ability: BrainPort, Featuring Emilie Gossiaux (with Audio Description)

うど潜水艦などに搭載されている「ソナー（音波探知機）」と同様の原理だ。

幼い頃にガンを患《わずら》い、それを治療する手術で眼球を摘出された少年が、この方法によって、まるで目でモノを見ているかのように自由に歩き回ったり、自転車に乗ったり、バスケット・ボールのリングに向かって見事にシュートを決める様子が同じくユーチューブにアップされている。

ただし、ここまでのレベルに達するためには、相当、小さい頃から、そのためのトレーニングを始める必要がある。

教育よりも手っ取り早い？

私たちの生きる世界は驚くべき多様性と複雑さに溢れ、人生には予想外の出来事や重大な事件などが、ある程度の頻度で巻き起こっては去っていく。私たちがこれらの激しい変化に適応するには、ときに心構えやライフ・スタイルを一から建て直し、新たな知識や技能などを次々と習得していかねばならない。

それを可能にしているのが脳の可塑性だが、この優れた特質はまた、現在のＢＭＩやＡＩ開発の焦点にもなっている。２０１８年までＤＡＲＰＡのバイオ・テクノロジー部門

（ＢＴＯ）ディレクターを務めた（前述の）ジャスティン・サンチェス氏は、ウォール・ストリート・ジャーナル紙に寄稿した記事の中で次のように述べている。

「身体の麻痺した患者がロボット義肢を操作するための装置はまた、常に変化して止まない複雑な人生に適応している脳の研究にも使うことができるだろう。そして本物の知性こそが、人工的な知性（ＡＩ）の改良へと私たちを導いてくれるはずだ」

この発言の背景には、現代の人々が置かれた技術・社会環境の劇的な変化がある。

テクノロジーの進化は止まるところを知らず、今から20年後には私たち労働者の仕事の大半がＡＩやロボットに奪われるとの予想すら聞かれる。この激しい変化に対処するため、人類は何をすればいいのか？

当たり障りのない答えは「教育」であろう。しかし人を教育するには時間がかかる。また長年トラックやタクシーの運転手、あるいはレストランの接客などをしていた人たちに、いきなり畑違いのコンピュータ・プログラムや半導体開発の技能教育を施すのは正直無理がある。教育で対応できる範囲は限られているのだ。

そこで出て来たのがＢＭＩ、つまり私たちの脳に直接働きかけることによって、新たなスキルや能力を発達させようとするアイディアだ。もちろん当面は脊髄損傷や脳機能障害からのリハビリなど医療目的が中心となるが、イーロン・マスク氏をはじめIT関係者が一般消費者への応用も検討していることは既述の通りだ。

BMIは年齢を重ねた人たちにさえ、子供時代の知的柔軟性を取り戻し、激変する社会へとしなやかに適応する能力を授けてくれるかもしれない。それは確かに素晴らしいことだが、他方で究極のプライバシー侵害や経済的格差の拡大を引き起こす恐れもある（第3章を参照）。これらの懸念を置き去りにして技術開発はむしろ加速している。

BMIの先にある世界とは

さらに、その先に見えるのは「脳科学と遺伝子工学の融合」である。

2006年、スタンフォード大学の神経科学者カール・ダイセロス教授の研究室で「光遺伝学（optogenetics）」と呼ばれる新しい実験手法が開発された（ただし、それまでの多くの科学者らの研究成果をベースとしている）。これは遺伝子を運ぶウイルス・ベクターの力を借りて、光に敏感に反応するタンパク質を脳の神経細胞に組み込む技術である。

こうした遺伝子操作を受けたマウスの頭部に、光ファイバーや発光ダイオードを埋め込んで、それらが発する光で脳細胞を刺激すると、外部から自在にマウスをコントロールすることができる。

２００７年、ダイセロス教授らの研究チームはこの技術を使い、「光に反応して、同じ場所をぐるぐると回り続けるマウス」を作り出した。

その後も世界各国の研究者によってさまざまな実験が行なわれてきた。

たとえば「光に反応して自動的に水を飲むマウス」や「光でマウスの記憶を書き換える」、ごく最近では「仲の悪い2匹のマウスを光で刺激すると、互いに寄り添い毛を舐め合うなど仲が良くなる」等々、枚挙に暇《いとま》がない。

所詮は動物実験なので今一つインパクトが伝わりにくいかもしれないが、脳科学者らはこの技術をいずれ人間に応用したいと考えている。

実際、２０２1年5月には、光遺伝学を使った世界初の臨床研究の成果が英ネイチャー・メディシン誌に掲載された。

それによれば、約40年前に遺伝性疾患で失明した58歳のフランス人男性が、眼底の視細胞に光に反応するタンパク質を導入された。

この治療とその後のトレーニングを経て、男性患者は特殊な条件下で微《かす》かな視力を取り戻した。専用のゴーグルとヘッドギアを装着することにより、白い机の上に置かれた黒い

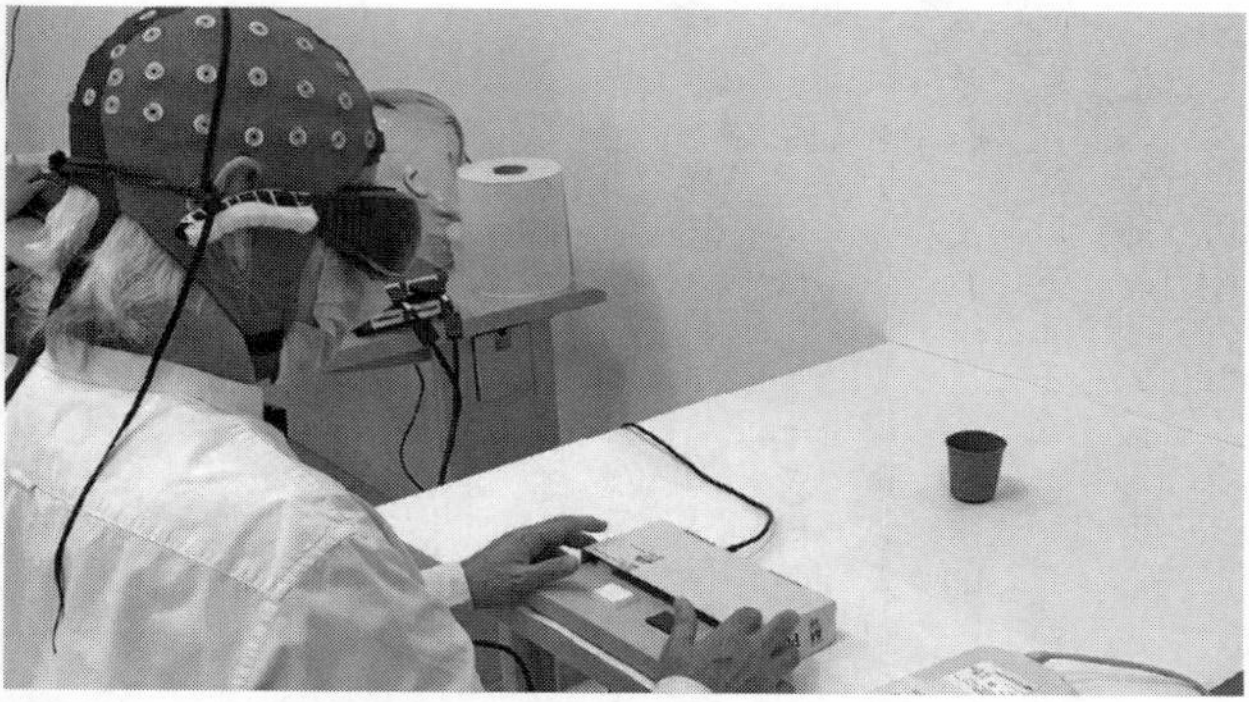

図 4-18　光遺伝学を使って失明患者の視力を取り戻す臨床試験の様子
出典：Injection of light-sensitive proteins restores blind man's vision

カップを視認したり、その個数を数えられるようになった（図4－18）。また、横断歩道の縞模様も視認できるようになったという。

光遺伝学はパーキンソン病やアルツハイマー病、うつ病など神経・精神疾患の治療にも大きな効果をもたらすと見られている。

ただ、一旦こうした領域に踏み込むと、医療以外の用途にも使われる可能性が出てくる。外部から脳に働きかけて何らかの悪癖を矯正《きょうせい》したり、特に苦労することなく新しい技能を習得させるといった妙な研究へと逸脱しかねない（それらが一概に悪いことであるとは断定できないかもしれないが）。

恐らくマウス等を使った動物実験までなら科学者の領分であって、周囲があれこれ口を差し挟むべきではなかろう。が、今後、ＢＭＩや光遺伝学のような時代を画する技術を本格的に人間へと適用する際には、予め十分な社会的議論を尽くす必要があるだろう。

おわりに

本書執筆中の2021年7月、米ヴァージン・ギャラクティクとブルーオリジンが立て続けに有人宇宙船による試験飛行を成功させ、世界的な商業宇宙旅行の幕開けを告げた。イーロン・マスク氏が舵をとる米スペースXも、2021年末までには民間人4人を乗せた宇宙船で地球周回旅行を実施する予定とされる。

こうした宇宙開発の一方で、マスク氏がニューラリンクを立ち上げてBMIのような脳内開発に乗りだした気持ちは、何となく理解できるような気がする。

半径470億光年の広がりを持つ宇宙を認識しているのは、私たちの頭蓋骨の内側にすっぽり収まった容積1・4リットル程度の脳である。ある意味、私たちが住む半ば無限の宇宙は私たちのコンパクトな脳の中にあると見ることもできる。どちらか一方の開発だけでは不十分だと、マスク氏は考えたのではなかろうか。

これら宇宙ビジネスとブレイン・ビジネスには好ましくない共通点も見られる。どちらも（少なくとも当初は）危険であると同時に高価な商品を消費者に提供することになる。

2024年までに有人火星旅行の実現を目指すマスク氏は「最初のうちは恐らく沢山の

人が死ぬことになるだろう」と率直に認めている。が、どんな危険を冒してでも、どれ程の大金を積むことになってでも、未知の宇宙に飛び出そうとする人たちが少なからずいることを彼ら革新的な起業家は信じて疑わない。

まだ見ぬ宇宙には無尽蔵の資源が眠っており、私たちの想像を絶する美しい惑星が手つかずに残されており、さらにその先には知的な生命体や人類を遥かに凌ぐ高度文明が存在しているかもしれない。そこに向かって飛び立つ誘惑を誰が押し止めることができようか。

実際、ブルーオリジンの試験飛行に使われた宇宙船「ニューシェパード」の搭乗席の一つはオークションにかけられ、世界159カ国から7600人以上が競売に参加した。その貴重な一席は2800万ドル（約30億円）で一旦落札されたが、ロケット（宇宙船）打ち上げの5日前に落札者が「他の予定とぶつかった」との理由で辞退した。

この人物に代わって、オランダの18歳の青年が宇宙船に搭乗することになったが、大枚をはたいて彼の搭乗席を確保した父親は未公開株投資会社の最高経営責任者だった。当初の宇宙旅行は富裕層の道楽になると見られる所以だ。

本書でも紹介したように、ブレインテック、特に侵襲型BMIはそうした宇宙旅行と同じく高価になるとともに、新種の脳外科手術に伴う、ある程度の危険性も予想されている。が、そこには無限の宇宙に匹敵する無限の可能性も潜んでいる。

何故なら、脳は心と不可分の関係にあると考えられているからだ。

幸せも不幸も結局は私たちの心の中にある。幸せを他に求めるよりも、自らの心を治めて足るを知れ——そう哲学や宗教は説く。しかし「心」を「脳」に置き換えたとき、そのような諦観的思想はまったく別のものへと生まれ変わる。

不治の病で激痛に喘《あえ》ぐ患者に向かって「己の心を治めて対処せよ」と言うのは残酷ではないか。それよりは、むしろ苦痛を感じさせる脳の箇所を科学的に突き止め、その部分を電気的に刺激あるいは技術的に制御・改変することで痛みを取り除くことのほうが、人道的にも正しい方法ではなかろうか。

それだけではない。

歓喜と絶望、同情と嫉妬、安らぎと焦燥、愛情と憎悪……あらゆる本質的な感情の源は脳であると考えられている。もしも、それをＢＭＩのような技術の力で自在に制御できるとすれば、私たちは究極の幸福を手に入れたも同然ではないか。

遥か遠い未来に亜光速で飛行する宇宙船が開発され、その時代の人類が新種の幸福を求めて何光年を旅するよりも、最も身近な存在である脳を技術的に操作するほうが手っ取り早く幸せに辿り着けるかもしれない。

しかし、それが本来あるべき幸福の形とは誰も思わないだろう。

何故か？　脳を一種の生物学的な機械と見て、それを操作することで得られる快楽や幸せは、ちょうど薬物に耽溺《たんでき》することで生じる幻覚と大差ないからだ。

もっとも人間は所詮、ある種の機械に過ぎないという見方は以前からあった。

DNAの二重らせん構造を共同発見し、1962年にノーベル生理学・医学賞を受賞した英国の分子生物学者フランシス・クリック博士は次のように語っている。

「あなた（人間）の喜びと悲しみ、記憶と野心、自己同一性と自由意思……これらは実際には（脳を構成する）膨大な神経細胞と関連分子の集合的な振る舞いに過ぎない」

情報理論の創始者として知られる米国のクロード・シャノン博士も、それとほぼ同じことを違う表現で述べている。

「機械は考えることができるかって？　もちろんさ。我々は機械であり、我々は考えているじゃないか」

これら伝説的科学者の見解では、我々人類は究極的には何らかの物理法則に従って行動を決定する一種の機械に過ぎない。

しかし「脳を操作して幸せを手に入れる」という最も効率的な手法を、私たちの多くは病的なものとして斥《しりぞ》けるだろう。高名な博士らが主張する人間機械論では、そうした我々の不器用なまでの潔癖さを説明できない。

天才科学者より私たち一般人の方が正しいことも時にはあるだろう。

少なくとも、幸せや愛情が理屈では説明できないことを私たちは知っている。脳というより、心がそう教えているのだ。

★読者のみなさまにお願い

この本をお読みになって、どんな感想をお持ちでしょうか。祥伝社のホームページから書評をお送りいただけたら、ありがたく存じます。今後の企画の参考にさせていただきます。また、次ページの原稿用紙を切り取り、左記まで郵送していただいても結構です。

お寄せいただいた書評は、ご了解のうえ新聞・雑誌などを通じて紹介させていただくこともあります。採用の場合は、特製図書カードを差しあげます。

なお、ご記入いただいたお名前、ご住所、ご連絡先等は、書評紹介の事前了解、謝礼のお届け以外の目的で利用することはありません。また、それらの情報を6カ月を越えて保管することもありません。

〒101-8701（お手紙は郵便番号だけで届きます）
祥伝社　新書編集部
電話03（3265）2310
祥伝社ブックレビュー　www.shodensha.co.jp/bookreview

★本書の購買動機（媒体名、あるいは○をつけてください）

＿＿＿＿新聞 の広告を見て	＿＿＿＿誌 の広告を見て	＿＿＿＿ の書評を見て	＿＿＿＿ の Web を見て	書店で 見かけて	知人の すすめで

★100字書評……ブレインテックの衝撃

名前	
住所	
年齢	
職業	

小林雅一　こばやし・まさかず

KDDI 総合研究所リサーチフェロー、情報セキュリティ大学院大学客員准教授。1963年群馬県生まれ。東京大学理学部物理学科卒業、同大学院理学系研究科修士課程を修了。日経 BP 記者などを経てボストン大学に留学、マスコミ論を専攻する。ニューヨークで新聞社勤務、慶應義塾大学メディア・コミュニケーション研究所非常勤講師を経て、現職。『AI の衝撃――人工知能は人類の敵か』『ゲノム編集とは何か――「DNA のメス」クリスパーの衝撃』(ともに講談社) など著書多数。

ブレインテックの衝撃《しょうげき》
――脳《のう》×テクノロジーの最前線《さいぜんせん》

小林雅一《こばやしまさかず》

2021年10月10日　初版第 1 刷発行

発行者……………………辻 浩明
発行所……………………祥伝社《しょうでんしゃ》
〒101-8701　東京都千代田区神田神保町3-3
電話　03(3265)2081(販売部)
電話　03(3265)2310(編集部)
電話　03(3265)3622(業務部)
ホームページ　www.shodensha.co.jp
装丁者……………………盛川和洋
印刷所……………………萩原印刷
製本所……………………ナショナル製本

Printed in Japan　ISBN978-4-396-11638-5　C0204

〈祥伝社新書〉
経済を知る

111
超訳『資本論』
貧困も、バブルも、恐慌も――マルクスは『資本論』の中に書いていた!
神奈川大学教授
的場昭弘

153
超訳『資本論』第2巻 拡大再生産のメカニズム
形を変え、回転しながら、利潤を生みながら、増え続ける資本の正体に迫る
的場昭弘

154
超訳『資本論』第3巻 完結編 「資本主義」は、なぜ人々を不幸にするのか?
利子、信用、証券、恐慌、地代……資本主義の魔術をマルクスはどう解いたか
的場昭弘

343
なぜ、バブルは繰《く》り返されるか?
バブル形成と崩壊のメカニズムを経済予測の専門家がわかりやすく解説
久留米大学教授
塚崎公義

498
総合商社 その「強さ」と、日本企業の「次」を探る
なぜ日本にだけ存在し、生き残ることができたのか。最強のビジネスモデルを解説
専修大学教授
田中隆之

〈祥伝社新書〉
経済を知る

478
新富裕層の研究
日本経済を変える新たな仕組み
新富裕層はどのようにして生まれ、富《とみ》のルールはどう変わったのか
経済評論家
加谷珪一

394
ロボット革命
なぜグーグルとアマゾンが投資するのか
人間の仕事はロボットに奪われるのか。現場から見える未来の姿
大阪工業大学教授
本田幸夫

503
仮想通貨で銀行が消える日
送金手数料が不要になる？　通貨政策が効《き》かない？　社会の仕組みが激変する！
信州大学教授
真壁昭夫

625
カルトブランディング
顧客を熱狂させる技法
グローバル企業が取り入れる新しいブランディング手法を徹底解説
マーケティングコンサルタント
田中森士

636
世界を変える5つのテクノロジー
SDGs、ESGの最前線
2030年を生き抜く企業のサステナブル戦略を徹底解説
京都大学大学院特任准教授
山本康正

〈祥伝社新書〉
大人が楽しむ理系の世界

215
眠りにつく太陽　地球は寒冷化する
地球温暖化が叫ばれるが、本当か。太陽物理学者が説く、地球寒冷化のメカニズム
神奈川大学名誉教授　桜井邦《くに》朋《とも》

242
数式なしでわかる物理学入門
物理学は「ことば」で考える学問である。まったく新しい入門書
桜井邦朋

229
生命は、宇宙のどこで生まれたのか
「宇宙生物学（アストロバイオロジー）」の最前線がわかる
神戸市外国語大学准教授　福江　翼

290
ヒッグス粒子の謎
なぜ「神の素粒子」と呼ばれるのか？　宇宙誕生の謎に迫る
東京大学准教授　浅井祥《しょう》仁《じ》

318
文系も知って得する理系の法則
生物・地学・化学・物理——自然科学の法則は、こんなにも役に立つ
元・慶應義塾高校教諭　佐《さ》久《く》　協《やすし》

〈祥伝社新書〉
大人が楽しむ理系の世界

338
大人のための「恐竜学」
恐竜学の発展は日進月歩。最新情報をQ＆A形式で
北海道大学准教授 小林快次 監修
サイエンスライター 土屋 健 著

397
超ディープな深海生物学
二人の研究者が、極限の環境でせめぎ合う深海生物の生態に迫る
広島大学教授 長沼 毅
葉山しおさい博物館 倉持卓司

430
科学は、どこまで進化しているか
「宇宙に終わりはあるか？」「火山爆発の予知は可能か？」など、6分野48項目
名古屋大学名誉教授 池内 了《さとる》

475
宇宙エレベーター その実現性を探る
しくみを解説し、実現に向けたプロジェクトを紹介する。さあ、宇宙へ！
東海大学講師 佐藤 実

490
オスとメスはどちらが得か？
生物界で繰《く》り広げられているオスとメスの駆け引き。その戦略に学べ！
静岡大学農学部教授 稲垣栄《ひで》洋《ひろ》

〈祥伝社新書〉
医学・健康の最新情報

190
発達障害に気づかない大人たち
ADHD、アスペルガー症候群、学習障害……全部まとめて、この1冊でわかる
福島学院大学教授 星野仁彦

314
「酵素」の謎 なぜ病気を防ぎ、寿命を延ばすのか
人間の寿命は、体内酵素の量で決まる。酵素栄養学の第一人者がやさしく説く
医師 鶴見隆史

348
臓器の時間 進み方が寿命を決める
臓器は考える、記憶する、つながる……最先端医学はここまで進んでいる！
慶應義塾大学医学部教授 伊藤 裕

597
120歳まで生きたいので、最先端医療を取材してみた
ミニ臓器、脳の再生、人工冬眠と寿命、最新がん治療……新技術があなたを救う
実業家 堀江貴文 著
予防医療普及協会 監修

627
糖尿病が怖いので、最新情報を取材してみた
最新治療法から予防法まで、わかりやすく解説。西アズナブル氏のマンガつき！
堀江貴文 著
予防医療普及協会 監修